冠心病介入治疗术后规范化管理

Standardized Management after Interventional Therapy of Coronary Heart Disease

主　编　程　功

副主编　祁　杰　吕　颖　韩稳琦　西鹏华

编　者　（按姓名汉语拼音排序）

白宏兴　白志生　曹怿伟　常凤军
邓纪钊　高　艳　韩稳琦　吕　颖
孟恬宇　祁　杰　宋东峰　王飞宇
王　剑　王军伟　王　毅　吴皓宇
武金娥　解　翠　闫　莉　杨　征
殷艳蓉　西鹏华　张军波　钟妮尔
周　宁

北京大学医学出版社

GUANXINBING JIERU ZHILIAO SHUHOU GUIFANHUA
GUANLI

图书在版编目（CIP）数据

冠心病介入治疗术后规范化管理 / 程功主编 . —北
京：北京大学医学出版社，2021.9
  ISBN 978-7-5659-2474-3

  Ⅰ.①冠… Ⅱ.①程… Ⅲ.①冠心病－介入性治疗
Ⅳ.① R541.405

中国版本图书馆 CIP 数据核字（2021）第 153138 号

冠心病介入治疗术后规范化管理

主　　编：程　功
出版发行：北京大学医学出版社
地　　址：（100191）北京市海淀区学院路 38 号　北京大学医学部院内
电　　话：发行部 010-82802230；图书邮购 010-82802495
网　　址：http://www.pumpress.com.cn
E - m a i l：booksale@bjmu.edu.cn
印　　刷：中煤（北京）印务有限公司
经　　销：新华书店
责任编辑：高　瑾　　责任校对：靳新强　　责任印制：李　啸
开　　本：880 mm×1230 mm　1/16　　印张：6.625　　字数：196 千字
版　　次：2021 年 9 月第 1 版　2021 年 9 月第 1 次印刷
书　　号：ISBN 978-7-5659-2474-3
定　　价：39.00 元

前　言

　　近年来，随着人们生活方式的改变，冠状动脉粥样硬化性心脏病（CHD）的发病率呈逐年上升趋势，是我国患者死亡的主要病因之一。对于冠心病的治疗，目前主要包括药物治疗、经皮冠状动脉介入治疗（PCI）和外科手术治疗（冠状动脉旁路移植术）。随着医学的进步，PCI术因其创伤小，能迅速改善冠状动脉血供，明显缓解心绞痛症状，现已成为血运重建的重要方法及治疗急性冠脉综合征（ACS）患者的有效措施。然而，PCI术后冠状动脉内再狭窄和支架内血栓及再发心脏不良事件等高风险却仍然存在。COURAGE等试验也客观地认识及评价了PCI，为我们提供了更多理性的思考：PCI不能彻底解决诱发心血管事件的危险因素，不能根本逆转引起冠状动脉粥样硬化的病理损伤，亦不能阻止整个冠状动脉粥样硬化的生物学进程。而究其原因，与目前PCI术后患者管理工作实施不到位、不完善有关。对PCI术后患者进行健康管理的目标是提高其活动耐量，防范危险因素，尽可能地减少术后并发症及不良冠状动脉事件的发生，实现以较少的医疗经济学代价最大限度地降低心脏性猝死率及病死率。目前，PCI术后的规范管理业已成为临床医生的重要课题，对术后不同时期出现问题的识别和处理亦构成了PCI治疗的重要组成部分。就现有的治疗现状而言，处理的重点在于早期发现、诊断与处理，并制订冠心病患者的二级预防治疗计划。

　　本书的编者队伍里，有来自省内各大医院的教授、主任，也有幸得到了陕西省人民医院心内二科寿锡凌主任的帮助和指导，历经三年时间，五易其稿，终于完成了本书的编写。本书共分三部分，第一部分为冠心病概论，第二部分为冠心病的介入治疗，第三部分为冠心病介入术后管理。每个章节的内容都囊括了最新的指南及专家共识，力求全面、准确，以期对临床医生有所帮助。同时，由于笔者水平所限，难免会有错误及遗漏之处，敬请读者批评、指正。本书编写过程中，得到了很多老师和朋友无私的帮助和支持，在此表示衷心的感谢！

程　功

2021 年 5 月 16 日

目　录

冠心病概论

第一章
冠心病

第一节　冠心病的定义

冠状动脉粥样硬化性心脏病是指冠状动脉（专门供给心脏血液的血管）发生粥样硬化引起管腔狭窄或闭塞，造成心肌缺血、缺氧（心绞痛）或坏死（心肌梗死）而引起的心脏病，简称冠心病（coronary heart disease，CHD），亦称缺血性心脏病。

（钟妮尔）

参考文献

［1］葛均波，徐永健. 内科学. 8 版. 北京：人民卫生出版社，2014.

第二节　冠状动脉的解剖

采用 Schlesinger 等的分类原则，冠状动脉的分布可分为右冠优势型、均衡型、左冠优势型三型。

一、冠状动脉主要分支、供血范围

右冠状动脉（right coronary artery，RCA）：开口于升主动脉右前方的右冠状窦内（94%），6% 开口于窦外。RCA 走行于右房室沟内，在肺动脉起始部与右心耳之间向右下走行，被较多脂肪组织包绕，通过心脏右缘至心脏膈面，在后十字交叉附近分为左室后支和后降支，供应右心房，右心室前壁与心脏膈面的大部分心肌（图1-1）。右冠状动脉沿途发出：

（1）动脉圆锥支，分布于动脉圆锥，与左冠状动脉的同名支吻合。

（2）右室支，向左前方走行，供应右心室前壁。

（3）锐缘支，此支较粗大，沿心下缘左行趋向心尖。

（4）窦房结支，在起点附近由主干分出（占 60.9%，其余 39.1% 起自左冠状动脉）。

（5）房室结支，起自右冠状动脉，行向深面至房室结。

（6）室间隔支，为右冠状动脉的终支，与左冠状动脉的前室间

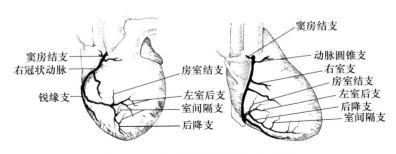

图 1-1　右冠状动脉走行及主要分支

支相吻合，沿途分支至左、右心室后壁并且分出室间隔支至室间隔后 1/3。

左冠状动脉（left coronary artery，LCA）：开口于升主动脉左后方的左冠状窦内（92%）；8% 开口于窦外，开口呈横位的椭圆形，位置略高于右冠状动脉开口（2 ～ 4 mm），开口直径多为 0.41 ～ 0.5 cm，供应左心室、左心房、右心室前壁及室间隔前 2/3 ～ 3/4 的心肌。LCA 主要分支为左主干（LM）、左前降支（left anterior descending branch，LAD）、左回旋支（left circumflex branch，LCX）（图 1-2）。

（1）LAD 通常是 LM 的直接延续，从主干发出后弯向肺动脉圆锥的左缘，进入前室间沟，沿前室间沟走行，绕过心尖，终止于心脏膈面。分支：对角支、右室前支、前间隔支、左圆锥支。

（2）LCX 几乎呈直角自 LM 发出，沿左房室沟走行，先向左，然后从前绕向后，终止于心脏的膈面，供应左心房壁、左心室外侧壁、左心室前后壁的一部分。分支：钝缘支、左室前支、左室后支、左房支，左冠优势型有后降支、后侧支。

二、冠状动脉的分段

参照美国心脏协会修订的冠状动脉分段方法，冠状动脉分为 15 段（图 1-3）。

右冠状动脉分为 4 段（1 ～ 4 段）：RCA 1 段（RCA 近段，右冠状动脉开口至第一右室支发出水平）、RCA 2 段（RCA 中段，第

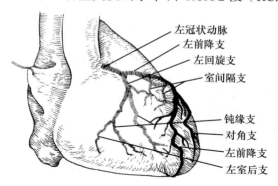

图 1-2　左冠状动脉走行及其分支

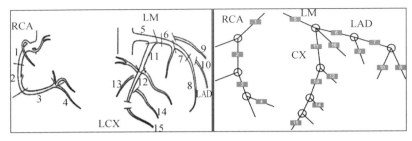

图 1-3　冠状动脉的分段

一右室支至锐缘支发出水平）、RCA3 段（RCA 远段，锐缘支分叉到后降支与左室后支分叉处）、后降支与左室后支为第 4 段。

左冠状动脉分为 11 段（5 ～ 15 段）：左主干为第 5 段，左前降支至第一间隔支为第 6 段，第一间隔支以下的左前降支分为 2 段，近 1/2 支为第 7 段，后 1/2 为第 8 段，第一对角支为第 9 段，第二对角支为第 10 段，左回旋支起始至钝缘支为第 11 段，钝缘支为第 12 段，钝缘支以下的左回旋支为第 13 段，后侧支为第 14 段，后降支为第 15 段。

（钟妮尔）

参考文献

［1］柏树令 . 系统解剖学 . 7 版 . 北京：人民卫生出版社，2010.

［2］王海杰，谭玉珍 . 实用心脏解剖学 . 上海：复旦大学出版社，2007.

［3］Sundaram B，Kreml R，Patel S. Imaging of coronary artery anomalies. Radiol Clin North Am，2010，48（4）：711-727.

［4］Kacmaz，Fehmi. Imaging of coronary artery anomalies：the role of multidetector computed tomography. Coronary Artery Disease，2008，5：203-209.

［5］Paolo A. Novel imaging of coronary artery anomalies to assess their prevalence，the causes of clinical symptoms，and the risk of sudden cardiac death. Cardiovascular Imaging，2014，7：747-754.

第三节 冠状动脉粥样硬化斑块形成及冠心病发病机制

长期暴露于冠心病的危险因素，如高脂血症、高血压、吸烟、糖尿病等，可以增加冠心病的发病率和严重程度。在诸多诱发冠心病的危险因素中，脂质代谢异常被认为是最重要的因素。脂质代谢异常，低密度脂蛋白（low density lipoprotein，LDL）浓度升高、高密度脂蛋白（high density lipoprotein，HDL）浓度下降以及甘油三酯（triglyceride，TG）的升高均与冠心病的发生密切相关。在所有因素中，LDL 水平已被证明是最主要的危险因素。基于既往大量研究，研究者提出了脂质入侵是动脉粥样硬化原因的概念。

一、动脉粥样硬化斑块形成

人类动脉粥样硬化形成的首发步骤很多还不清楚。但是，一些临床及动物实验显示，食用高胆固醇和饱和脂肪酸饮食后，小的脂蛋白颗粒在内膜聚集。这些脂蛋白颗粒修饰动脉内膜的蛋白多糖，易于形成聚合物。脂蛋白与内膜的蛋白多糖结合并滞留，导致其在内膜的停留时间延长。与蛋白多糖结合的脂蛋白颗粒更容易被氧化和其他的化学修饰，很多研究者认为这是动脉粥样硬化发病的重要环节。

二、易损斑块的病理生理机制

易损斑块的破裂致血栓形成是发生急性冠脉事件最主要的诱因。易损斑块是指所有具有破裂倾向、易于发生血栓形成和（或）进展迅速的危险斑块。其病理学主要分为三大类，包括斑块破裂、斑块糜烂及钙化结节。

1. 斑块破裂

根据相关文献回顾，包括 22 项尸检研究在内，均显示斑块破裂是引起血栓形成最常见的原因（约占 73%），尤其在男性患者及亚洲人群中。斑块破裂主要是指薄纤维帽纤维斑块破裂。其病理组织特点可形象概括为"薄皮大馅的烂饺子"。"薄皮"指其薄纤维帽（＜65 μm），"大馅"指其大面积坏死的脂质核心（占斑块面积30%以上），其中还含有大量巨噬细胞等炎症细胞及少量的平滑肌细胞。此种易于破裂的斑块还具有通过扩张性重构保证血管腔正常，来自滋养血管的新生血管形成导致斑块内出血以及浆膜层/血管周围炎性和斑点状钙化的特点。这些特点均增加了易损斑块的隐匿性及不稳定性。

2. 斑块糜烂

斑块糜烂是另一种易于形成血栓的易损斑块，在形成血栓时斑块并不发生破裂，血栓与脂质池并无直接接触，多见于女性。与斑块破裂不同，斑块糜烂主要以内皮缺失，富含平滑肌细胞及糖蛋白基质为特点，其炎症及钙化均较少，存在血管负性重构，并与血栓及凝血状态相关。

3. 钙化结节

钙化结节作为较为罕见的易损斑块，2000年由 Virmani 等首次介绍，其冠状动脉血栓不是由斑块破裂引起，而是由突入管腔分裂状钙化结节所导致，多见于老年患者以及扭曲严重的钙化冠状动脉。其于 IVUS 下显示为不规则和凸面的管腔内膜，极具特征性。

三、易损斑块的发展机制

通过了解易损斑块的发展变化过程，对于早期识别易损斑块，寻找相关检测方法及干预措施至关重要。对于斑块稳定性的变化，须重视两方面，包括：斑块特性的变化及斑块内出血或继发血栓导致斑块体积迅速增长。

1. 斑块特性变化

易损斑块为何易于破裂，为何易于形成血栓，归根究底是其结构特性所决定的，主要包括脂质核心的大小、纤维帽的厚度以及巨噬细胞的浸润程度。

在动脉粥样斑块形成过程中，致动脉粥样硬化作用的脂蛋白沉积在动脉内膜近腔侧，逐渐被氧化修饰而进一步促进动脉粥样硬化。形成的脂质池募集大量巨噬细胞于其中，其分泌蛋白水解酶并大量吞噬脂质，加之其凋亡程序受损，白细胞外渗于其中，使得坏死的脂质核心逐步增大。此时，覆盖其上的纤维帽除受到血管内的局部血流形态和剪切力作用外，还受到脂质核心逐步膨胀的作用，因此越薄越易于破裂，导致血栓形成；此外，浸润于纤维帽中的巨噬细胞因分泌蛋白水解酶亦会使得纤维帽降解变薄甚至破裂。

2. 斑块体积快速增长

斑块出血的来源包括内部滋养血管破裂出血、管腔内血液进入斑块裂隙、斑块内缺乏细胞支持致悬浮状态较脆的毛细血管破裂出血。斑块增长的另一重要机制与斑块表面逐层的血栓形成与机化有关。总之，斑块增长的机制仍有许多悬而未解的问题等待科学的探讨与研究。

（孟恬宇 武金娥）

参考文献

［1］Libby P，Aikawa M，Schonbeck U. Cholesterol and atherosclerosis. Biochim Biophys Acta，2000，1529：299.

［2］Kruth HS. The fate of lipoprotein cholesterol entering the arterial wall. Curr Opin Lipidol，1997，8：246.

［3］Camejo G，Hurt-Camejo E，Wiklund O，et al. Association of apo B lipoproteins with arterial proteoglycans：Pathological significance and molecular basis. Atherosclerosis，1998，139：205.

［4］Williams KJ，Tabas I. The response-to-retention hypothesis of atherosclerosis. Curr Opin Lipidol，1998，9：441.

［5］Tabas I. Nonoxidative modifications of lipoproteins in atherogenesis. Ann Rev Nutr，1999，19：123.

［6］Naqhavi M，Libby P，Falk E，et al. From vulnerable plaque to vulnerable patient：A call for new definition and risk assessment strategies：part I. Circulation，2003，108：1664-1672.

［7］Erl ing Falk，Masataka Nakano，Jacob Fog Bentzon，et al. Update on acute coronary syndromes：thepathologists' view：European Heart Journal，2013，34：719-728.

第四节 冠心病的危险因素及临床分型

一、冠心病的危险因素，分为可控的危险因素和不可控的危险因素。

1. 不可控的危险因素

（1）年龄的增长：好发人群是 40 岁以上的中老年人，49 岁以后进展较快，但在一些青壮年甚至儿童的尸检中，也发现了早期的粥样硬化病变。近几年，冠心病的临床发病年龄有年轻化趋势。

（2）性别：在我国，男女比例约为 2∶1，女性由于受雌激素的保护，绝经前发病率低，但女性在绝经期后，由于雌激素水平明显下降，冠心病的发病率有着明显的上升趋势，相关资料表明，60 岁以后女性发病率高于男性。

（3）家族史：有冠心病、高血压、糖尿病、血脂异常家族史者，或家族中有年轻时即患本病者（年龄 < 50 岁），其近亲患病的概率增高 5 倍，家族性高胆固醇血症者易患本病。

2. 可控的危险因素

（1）高血压：血压升高是冠心病发病的独立危险因素。60% ～ 70% 的冠状动脉粥样硬化患者患有高血压，高血压患者患冠心病概率增高 3 ～ 4 倍。收缩压及舒张压升高均与本病密切相关，这可能与高血压时内皮细胞损伤，LDL-C 易于进入细胞内，导致动脉粥样硬化有关。

（2）血脂异常：由于遗传因素，或脂肪摄入过多，或脂质代谢紊乱而致血脂异常。如总胆固醇、甘油三酯、低密度脂蛋白胆固醇（LDL-C）、极低密度脂蛋白（very low density lipoprotein，VLDL）增高，而 HDL 下降，易患本病，在血脂异常中，以总胆固醇及 LDL-C 升高最受临床医生及研究人员关注。

（3）糖尿病及糖代谢异常：糖尿病易引起心血管疾病这一事实已被公认。对比血糖正常者，糖尿病患者心血管疾病发病率高出数倍，且进展迅速，冠状动脉血管常为多支病变，钙化病变亦非常常见，且常伴有脂代谢紊乱，糖尿病及糖代谢异常者大多伴有高血压，此时动脉粥样硬化的发病率明显升高。

（4）吸烟：吸烟是冠心病的主要危险因素。吸烟者与不吸烟者比较，本病的发病率和死亡率增高 2 ～ 6 倍，且与每日吸烟的支数成正比，吸烟同冠心病关系明确，已经成为公认的冠心病高危因素之一，也是诸多因素中最为可控的因素之一。有研究证实大量吸烟可损害血管内皮的舒张-收缩功能及内皮功能，引发冠状动脉微血管痉挛、诱发慢性炎症反应，导致冠状动脉血栓形成。研究显示戒烟和避免被动吸烟，可明显降低冠心病的发病率。

（5）久坐不动及长期紧张高压状态：缺乏体育锻炼及体力活动者，冠心病的发病率高于规律性运动的人群。此外，长期处于紧张高压状态的人群，如精神过度紧张人群，患病率也明显增加，可能与体内儿茶酚胺类物质浓度长期过高相关。

（6）饮食：常进食较高热量、高动物脂肪、高胆固醇饮食者易患本病；所以，要控制冠心病的发病率，除了控制高脂饮食摄入外，也必须重视控制食量。

（7）肥胖：标准体重（kg）＝身高（cm）－ 105（或 100）；体重指数（BMI）＝体重（kg）/［身高（m）］^{2}；超过标准体重20% 或体重指数 > 24 kg/m^2 者称为肥胖症，易患冠心病，体重迅速增加者其相关性更高。研究证明脂肪组织是一种分泌器官，能分泌大量的细胞因子和生物活性因子。当过多脂肪堆积时，循环血容量增加，引起高血压，心脏负荷亦加重，加之高脂血症，最终导致心肌细胞脂肪沉积和冠状动脉粥样硬化。目前认为，应该重视研究评价体重的方法。不能单看体重指数，而应测量皮下脂肪的厚度。已有前瞻性研究资料表明，向心性肥胖者具有较大的危险性。

二、冠心病的临床分型

1. 隐匿型冠心病

大多数冠心病患者有心慌、胸闷、憋气症状，但无心绞痛症状；

而有些患者无临床症状。但体检或因其他疾病就诊时，经心电图检查发现有心肌缺血的心电图改变，或影像学有冠状动脉狭窄或缺血的证据，经过全面检查诊断为冠心病。因为平时并无临床症状，所以称为隐匿型冠心病或无症状型冠心病。此类患者存在冠心病诱发因素，如高血压、超体重、糖尿病等，虽无明显症状，但静息或负荷试验有心电图 ST 段压低、T 波倒置等心肌缺血的表现，或影像学有冠状动脉狭窄或缺血的证据。

2. 心绞痛型冠心病

以发作性的胸骨后或心前区疼痛为特点的冠心病称为"心绞痛型冠心病"，又可分为稳定型心绞痛和不稳定型心绞痛，典型发作特征为突然发生胸骨上、中段压榨性、憋闷性或窒息性疼痛，有时为咽部紧缩感，可放射至心前区、左肩背部及左上肢，历时 3 ～ 5 min，休息或含服硝酸甘油 1 ～ 2 min 内症状可缓解。体力劳动、受寒、饱食、精神刺激等为常见的诱因。

3. 心肌梗死型冠心病

在冠状动脉粥样硬化的基础上闭塞，导致心肌急性缺血而坏死，表现为剧烈的胸痛、濒死感，称为"心肌梗死型冠心病"。此病是由心肌一时供血不足引起的，疼痛性质和部位类似心绞痛，但疼痛的程度重，范围较广，持续时间也较长，休息或含服硝酸甘油不能缓解。常伴有烦躁不安、面色苍白、出冷汗、恐惧等症状。

4. 心力衰竭和心律失常型冠心病

已确诊的冠心病患者中，心肌供血长期不足，心肌组织发生营养障碍和萎缩，或大面积心肌梗死后纤维组织增生所致。如果通过检查发现心脏增大、心力衰竭、心律失常，即称为"心力衰竭和心律失常型冠心病"。

5. 猝死型冠心病

患者心搏骤停的发生是由于在动脉粥样硬化的基础上，发生冠状动脉痉挛或栓塞，导致心肌急性缺血，造成局部电生理紊乱，引起严重心律失常所致。此型患者突然发病，因心脏骤停而突然死亡，现在大多的概念把猝死定义为非预期的因心脏原因 1 h 内发生的死亡。

近年来趋向于根据发病特点和治疗原则不同分为两大类：

- 慢性冠状动脉疾病（chronic coronary artery disease，CAD）也称慢性心肌缺血综合征：包括①稳定型心绞痛；②缺血性心肌病；③隐匿型冠心病。
- 急性冠脉综合征（acute coronary syndrome，ACS）：包括①不稳定型心绞痛；② ST 段抬高型心肌梗死；③非 ST 段抬高型心肌梗死；④猝死。

（白志生）

参考文献

［1］葛均波，徐永健．内科学．9 版．北京：人民卫生出版社，2018.

［2］陈在嘉，高润霖．冠心病．北京：人民卫生出版社，2002：89-105.

［3］Zipes DP，Libby P，Bonow RO，et al. Brauwald's Heart Disease. 7th ed. Philadelphia：W.B.S aunders Company，2008.

［4］Eckel RH，Jalicic JM，Ard JD，et al.2013 AHA/ACC Guideline on lifestyle Management to Reduce Cardiovascular Risk：A Report of the American College of Cardiology/American Heart Association Task Force on Practice Guidelines. Circulation，2014，129（25suppl 2）：S76-S99.

［5］Stone NJ，Robinson JG，Lichtenstein AH，et al.2013 ACC/AHC Guideline on the Treatment of Blood Cholesterol to Reduce Atherosclerotic Cardiovascular Risk in Adults：A Report of the American College of Cardiology/American Heart Association Task Force on Practice Guidelines. J Am Coll Cardiol，2004，63（25Pt B）：2889-2934.

［6］Nissen SE，Tuzcu EM，Schoenhagen P，et al. Effects of intense compared with moderate lipid-lowering therapy on progression of coronary atherosclerosis：a randomized controlled trial. JAMA，2004，291（9）：1071-1080.

［7］Sawayama Y，Shimizu C，Maeda N，et al. Effects of probucol and Pravastatin on common carotid atherosclerosis in patients with a symptomatic hypercholesterolemia. Fukuoka Atherosclerosis Trail（FAST）. J Am Coll Cardiol，2002，39（4）：610-616.

［8］Serebruany VL，Malinin A，Eisert C，et al. AGI 1067, a novel vascular protectant，anti-inflammatory drug and mild antiplatelet agent for atherosclerosis. Expert Rev Cardiovasc Ther，2007，5（4）：635-641.

［9］Landmesser U，Spiekermann S，Preuss C，et al. Angiotensin Ⅱ induces endothelial xanthine oxidase activation: role for endothelial dysfunction in patients with coronary disease. Arteriosscler Thromb Vasc Biol, 2007, 27（4）: 943-948.

[10] Devereux RB，Dahlof B. Potential mechanisms of stoke benefit favoring losartan in the losartan intervention for endpoint reduction in hypertension （LIFE）study. Curr Med Res Opin，2007，23（2）: 443-457.

第五节 冠心病的心电图表现

一、心绞痛

（一）稳定型心绞痛

（1）静息时心电图：约半数患者在正常范围，也可有非特异性 ST 段和 T 波改变，有时出现房室或束支传导阻滞或室性、房性期前收缩等心律失常。

（2）心绞痛发作时心电图：绝大多数患者可出现暂时性心肌缺血引起的 ST 段压低（≥ 0.1 mV），发作缓解后恢复。有时出现 T 波倒置。在平时有 T 波持续倒置的患者，发作时变为直立（所谓"假性正常化"）。T 波改变虽然反映心肌缺血的特异性不如 ST 段，但如与平时心电图比较有明显差别，也有助于诊断。

（二）变异型心绞痛

心电图表现：

（1）发作时呈 ST 段暂时性抬高，对应导联 ST 段压低，缓解后迅速恢复正常。

（2）多数病例可见 ST 段抬高的同时，T 波增高变尖。发作缓解后原 ST 段抬高导联可出现 T 波倒置。

（3）发作前 ST 段呈压低或 T 波倒置，发作时可使 ST 段回升至等电位线，或 T 波直立，即所谓"伪改善"。

（4）一过性 Q 波。

（5）发作时 R 波幅度增高或增宽，S 波幅度减小，有时可出现 u 波倒置。

（6）发作时伴各种心律失常，如频发室性期前收缩（室早）、"R on T"、窦性心动过缓、房室传导阻滞等。

（7）如果以后发生心肌梗死，其部位往往是心绞痛发作时出现 ST 段抬高导联所面向的区域。

（8）ST 段抬高范围符合"一支大冠脉分布"。

（9）Hotler 于心绞痛发作前可见到周期性（5～20 min 间隔）、无痛性 ST 段抬高，并有明显时间分布规律，从午夜零时至次日上午 10 时，尤其清晨（5～6 时）发作最频，而上午 10 时至下午 18 时发作最少。

二、急性心肌梗死

（一）ST 段抬高型急性心肌梗死（STEMI）

STEMI 时，心肌缺血（ischemia）、损伤（injury）和梗死（infarction）在 ECG 相应导联上，分别特征性地表现为 ST 段压低或 T 波的高尖或深倒、ST 段上抬和 Q 波形成。

1. 特征性改变

（1）ST 段抬高呈弓背向上型，在面向坏死区周围心肌损伤区的导联上出现。

（2）宽而深的 Q 波（病理性 Q 波），在面向透壁心肌坏死区的导联上出现。

（3）T 波倒置，在面向损伤区周围心肌缺血区的导联上出现。

在背向 MI 区的导联则出现相反的改变，即 R 波增高、ST 段压低和 T 波直立并增高。

2. 动态性改变

（1）起病数小时内，可尚无异常或出现异常高大两肢不对称的 T 波，为超急性期改变。

（2）数小时后，ST 段明显抬高，弓背向上，与直立的 T 波连接，形成单相曲线。数小时至 2 日内出现病理性 Q 波，同时 R 波减低，为急性期改变。Q 波在 3～4 天内稳定不变，以后 70%～80% 永久存在。

（3）在早期如不进行治疗干预，ST 段抬高持续数日至 2 周左右，逐渐回到基线，T 波则变为平坦或倒置，为亚急性期改变。

（4）数周至数月后，T 波呈 V 形倒置，两肢对称，波谷尖锐，为慢性期改变。T 波倒置可永久存在，也可在数月至数年内逐渐恢复（图 1-4）。

3. 定位和定范围

STEMI 的定位及定范围可根据出现特征性改变的导联数来判断（表 1-1）。

（二）非 ST 段抬高型心肌梗死（NSTEMI）

非 ST 段抬高型心肌梗死（NSTEMI）临床表现为突发胸痛但不伴有 ST 段抬高。NSTEMI 的心电图诊断依据为新发生的心电图改变持续 24 h 以上。多数非 ST 段抬高型心肌梗死患者伴有血浆肌钙蛋白水平升高。NSTEMI 根据急性期心电图特征可分为 ST 段压低型和 T 波倒置型。

（1）ST 段压低型：发作时 ST 段呈水平型或下斜型压低 ≥ 0.1 mV，T 波可直立，双向或轻度倒置（图 1-5）。

（2）T 波倒置型：发作时 T 波双肢对称，深倒置，可达 0.20 mV 以上，而无明显 ST 段移位。一般 V_3、V_4 导联倒置最深，持续数日以后可出现典型的梗死 T 波演变（图 1-5）。

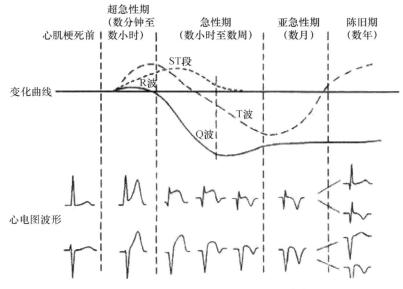

图 1-4 非再灌注心肌梗死的心电图演变

导联	下壁	前间壁	前壁	侧壁	高侧壁	广泛前壁	后壁
I	−	−	−	+	+	±	−
II	+	−	−	−	−	−	−
III	+	−	−	−	−	−	−
aVR	−	−	−	−	−	−	−
aVL	−	−	−	±	+	±	−
aVF	+	−	−	−	−	−	−
V_1	−	+	−	−	−	+	−
V_2	−	+	±	−	−	+	−
V_3	−	±	−	−	−	+	−
V_4	−	−	+	−	−	+	−
V_5	−	−	±	±	±	+	−
V_6	−	−	−	+	±	+	−
V_7	−	−	−	±	−	−	+
V_8	−	−	−	−	−	−	+
V_9	−	−	−	−	−	−	+

表 1-1　根据异常 Q 波或 QS 波出现范围对常见心肌梗死部位定位

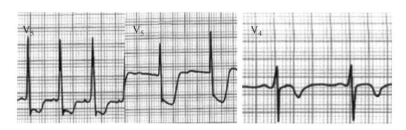

图 1-5　ST 段压低 ≥ 0.1 mV 和 T 波倒置

ST-T 压低动态变化是非 ST 段抬高型心肌梗死的特征性改变，通过分析 ST 段压低的导联数和压低的幅度可以大致判断病变的严重性及预后情况。

当左主干急性次全闭塞，慢性完全闭塞或者严重狭窄时，其心电图可呈现广泛导联的 ST 段压低及 aVR 导联的 ST 段抬高，即"6 + 2"现象。心电图具体表现为：①广泛导联中至少有 6 个或 6 个以上导联的 ST 段压低 ≥ 0.1 mV，包括 Ⅰ、Ⅱ、Ⅲ 和 aVF 导联及 $V_2 \sim V_6$ 导联，其中 $V_4 \sim V_6$ 导联改变最明显，压低的导联数越多，诊断越肯定；②2 个导联的 ST 段抬高：aVR 和 V_1 导联 ST 段抬高，aVR 导联 ST 段抬高大于 0.1 mV，且大于 V_1 导联；③T 波倒置；④束支传导阻滞，尤其右束支传导阻滞（图 1-6）。"6 + 2"现象诊断左主干病变的敏感度为 90%，特异度为 86.7%。

临床上，左主干闭塞发生率虽然很低，但患者的预后差、死亡率高。临床医生需熟练掌握左主干病变的心电图特征，特别是"6 + 2"现象。

三、其他特殊类型冠心病相关心电图表现

1. de Winter 综合征

2008 年由 de Winter 及 Verouden 提出。在左前降支端发生次全或完全闭塞时大约 2.0% 心电图不表现为 ST 段抬高，而表现为特殊的 ST 段上斜型压低伴 T 波高尖的心电图改变，此心电图特征为 de Winter。

de Winter 心电图 ST-T 改变（图 1-7）的主要表现：① $V_1 \sim V_6$ 导联 ST 段上斜型压低 ≥ 0.1 mV；②T 波高尖并对称。次要表现：① aVR 导联 J 点抬高 0.05 ～ 0.1 mV；②下壁导联 ST 段中度压低；③ QRS 波时限正常或者轻度延长。

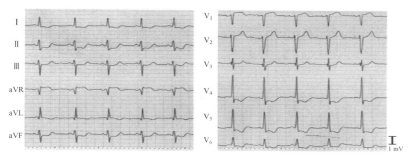

图 1-6　"6 + 2"现象

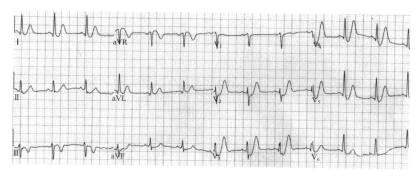

图 1-7   de Winter 心电图 ST-T 改变

2. Wellens 综合征

1982 年 Wellens 发现并提出，不稳定型心绞痛患者胸痛发作后，心电图胸前导联可以出现持续的 T 波改变及演变，提示左前降支近端严重狭窄（＞50%）。此心电图现象称为 Wellens 综合征，又称左前降支 T 波综合征。

Wellens 综合征心电图表现：不稳定型心绞痛患者胸痛发作后，心电图出现①特征性 T 波改变：主要出现在 $V_2 \sim V_3$ 导联（少数可扩延至 V_1、$V_4 \sim V_6$ 导联），T 波可呈双肢对称性深倒置，还可呈 T 波正负双向；②无病理性 Q 波及 R 波递增不良；③无明显 ST 段偏移；④特征性 T 波的演变：患者再发作时，已存在的 T 波倒置可能程度加深，伪正常化，或因进展为急性心肌梗死而出现 ST 段显著抬高；如患者不再发生心绞痛，则 T 波改变的程度逐渐减轻，直到恢复直立，上述演变过程可以持续数小时至数天（图 1-8）。

Wellens 综合征心电图常常提示患者左前降支严重狭窄，属于高危不稳定型心绞痛，易进展为急性广泛前壁心肌梗死。这类患者禁忌做运动试验及其他心脏负荷试验。

四、缺血性心肌病心电图改变

缺血性心肌病心电图表现：多有异常。窦性心动过速、室性期前收缩和心房颤动等心律失常常见，同时常有 ST-T 异常和陈旧性

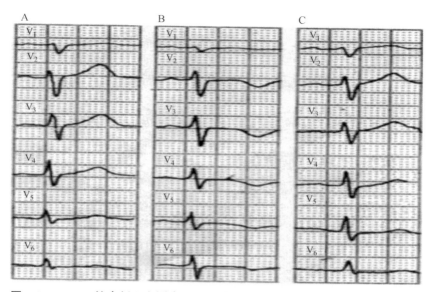

图 1-8 Wellens 综合征心电图表现。**A**. 胸痛发作前；**B**. 胸痛发作后（$V_1 \sim V_6$ 导联均有改变）；**C**. 3 周后恢复正常

心肌梗死的异常 Q 波。有时心肌缺血可引起暂时性 Q 波，待缺血逆转后，Q 波可消失。

五、PCI 术后特征性心电图表现

PCI 术后，再灌注治疗不成功的患者心电图符合急性心肌梗死心电图常规演变规律，再灌注治疗成功的患者心电图有以下一种或几种表现（图 1-9）：

（1）ST 段回落或再抬高：ST 段迅速回落 50% 或回落伴明显 T 波倒置；少数患者可出现反常性 ST 段再抬高，随即回落。

（2）T 波演变加剧：高耸 T 波的振幅骤降，或迅速出现双向 T 波、冠状 T 波。

（3）已消失的 R 波再出现，或振幅减低的 R 波再升高。

（4）病理性 Q 波的导联数≤超急性期高耸 T 波导联数。

（5）出现再灌注心律失常，或原有心律失常减轻或者消失。

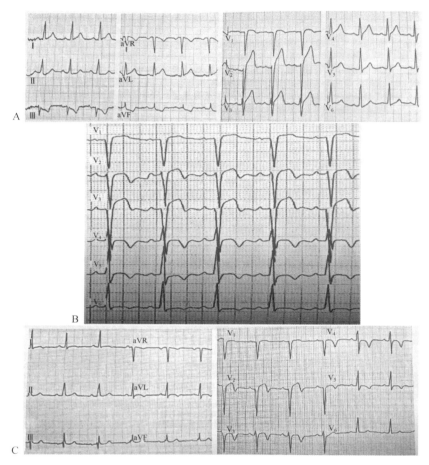

图 1-9　**A**. 急诊时；**B**. PCI 术后；**C**. 出院时

（高艳　王剑　曹怿伟）

参考文献

［1］陈灏珠 . 实用内科学 . 12 版 . 北京：人民卫生出版社，2005.

［2］马爱群，胡大一 . 心血管病学 . 北京：人民卫生出版社，2005.

［3］郭继鸿 . 新概念心电图 . 3 版 . 北京：北京大学医学出版社，2007.

［4］方丕华，杨跃进 . 阜外心电图图谱 . 北京：人民卫生出版社，2008.

［5］陈新，黄宛.临床心电图学.6版.北京：人民卫生出版社，2009.

［6］胡大一，黄俊，马长生.心血管内科学高级教程.北京：人民军医出版社，2013.

［7］班尼特，李广平，刘彤.Bennett心律失常：临床解读和治疗实用指南.天津：天津科技翻译出版社，2014.

第六节 冠心病的临床表现、相关检查、诊断及鉴别诊断

一、稳定型心绞痛

1. 临床表现

疼痛的部位多在胸骨体中、上段后部，可放射至心前区及左上肢，为压榨样、闷胀感，多历时 3 ～ 5 min，休息或含化硝酸甘油可缓解。

2. 辅助检查

（1）心电图检查：发作时可出现一过性 ST 段呈水平型或下斜型压低，T 波低平或倒置。

（2）动态心电图（Holter）：胸痛发作时显示缺血性的 ST-T 段改变。

（3）多层螺旋 CT 冠状动脉成像（CTA）：用于判断冠状动脉狭窄程度（图 1-10）。

（4）冠状动脉造影（CAG）：用于判断冠状动脉狭窄的部位及

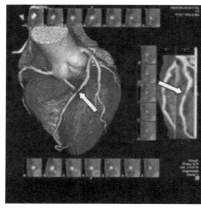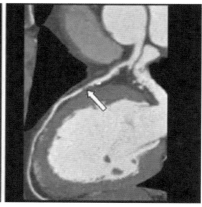

图 1-10 多层螺旋 CTA

程度。

（5）其他检查：冠状动脉腔内超声（IVUS）、光学相干断层成像（OCT）以及冠状动脉血流储备分数测定（FFR）。

3. 诊断

根据典型的症状和体征、易患因素及心绞痛发作时心电图检查结果，冠状动脉 CTA 和 CAG 结果阳性可以确诊。

4. 鉴别诊断

（1）心肌梗死：疼痛部位与心绞痛相同，但更剧烈，持续时间更长，心电图常有典型的动态演变过程。血清心肌坏死标志物水平增高。

（2）主动脉瓣狭窄和关闭不全、肥厚型心肌病、X 综合征。

（3）肋间神经炎和肋软骨炎。

（4）心脏神经官能症。

（5）其他：反流性食管炎、膈疝、消化性溃疡、肠道疾病及颈椎病。

二、不稳定型心绞痛（UA）和非 ST 段抬高型心肌梗死（NSTEMI）

1. 临床表现

1 个月之内新发生的心绞痛或原有稳定型心绞痛，在 1 个月内疼痛发作的频率增加，程度加重，时限延长，诱发因素变化，硝酸酯类药物缓解作用减弱。

2. 辅助检查

（1）心电图：心电图可出现一过性 ST 段抬高或压低，T 波低平或倒置。

（2）血清心肌坏死标志物检测。

3. 诊断

依据临床表现、心电图检查结果，以及检测心肌坏死标志物，即可诊断，UA 与 NSTEMI 的区别在于血清心肌坏死标志物测定结果阴性或阳性。

4. 鉴别诊断

同稳定型心绞痛。

三、急性 ST 段抬高型心肌梗死

1. 临床表现

疼痛部位和性质与不稳定型心绞痛相同，多发生于清晨，可持续数小时或更长，伴有濒死感、大汗、乏力、恶心，休息或含服硝酸甘油无效。可出现心律失常、低血压、休克及心力衰竭。

2. 辅助检查

（1）心电图：①ST 段抬高呈弓背向上型。②病理性 Q 波。③T 波倒置。

（2）心电图动态性改变：①超急性损伤期：可无异常或出现高大 T 波。②急性期：出现病理性 Q 波，ST 段呈弓背状抬高，T 波倒置并逐渐加深。③亚急性期：抬高的 ST 段逐渐回到基线水平，T 波变平坦或倒置。④慢性期：T 波对称性倒置，逐渐恢复正常，也可永久性存在（图 1-11）。

（3）超声心动图：有助于了解心室壁的运动和左心室功能，诊

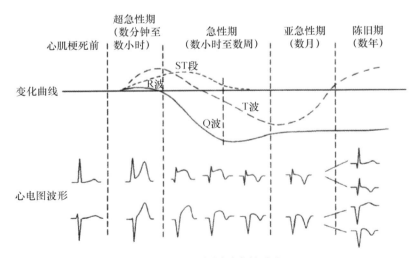

图 1-11　心电图动态性改变

断室壁瘤和乳头肌功能失调等。

（4）实验室检查：血清心肌坏死标志物含量增高：① cTNI 或 cTNT 起病 4 h 后升高，cTNI 于 11 ～ 24 h 达高峰，cTNT 于 24 ～ 48 h 达高峰。② CK-MB，在起病后 4 h 内升高，16 ～ 24 h 达高峰。

3. 诊断

根据典型的临床表现，特征性的心电图改变以及血清心肌坏死标志物检测结果，一般可确立诊断。

4. 鉴别诊断

（1）心绞痛：心肌坏死标志物结果可予以鉴别。

（2）急性心包炎。

（3）急性肺动脉栓塞。

（4）主动脉夹层：主动脉 CTA 或 MRI 多能帮助确诊。

（5）急腹症。

（白宏兴）

参考文献

［1］葛均波 . 现代心脏病学进展 . 北京：科学出版社，2016.

［2］Robert S.Porter，MD. 默克诊疗手册 . 北京：人民卫生出版社，2016.

［3］白宏兴 . 临床心血管疾病的内科诊治 . 长春：吉林科学技术出版社，2013.

［4］Murphy，J.G. Mayo 心脏病学 . 3 版 . 北京：科学出版社，2008.

［5］颜红兵 . 临床冠心病诊断与治疗指南 . 北京：人民卫生出版社，2010.

第二部分

冠心病的介入治疗

第二章
冠状动脉造影

　　冠状动脉造影术是目前诊断冠心病的"金标准"，为冠心病患者的确诊提供了最好的手段。它利用穿刺针经皮穿刺动脉血管（股动脉或桡动脉）后置入细小造影导管于心脏冠状动脉开口，造影显示全部冠状动脉内情况。具有准确、直观、微创、痛苦少的特点，目前是冠状动脉疾病相对准确的确诊方法。通过它可了解冠状动脉内情况，有无冠状动脉病变、部位、严重程度，同时为下一步药物治疗方案的确定，决策行经皮腔内冠状动脉成形术（percutaneous transluminal coronary angioplasty，PTCA）及冠状动脉内支架置入术重新疏通病变冠状动脉血管，或是外科冠状动脉旁路移植术（CABG），并对患者的预后进行评估。

第一节　冠状动脉造影的适应证和禁忌证

一、冠状动脉造影的适应证

1. 以确定冠状动脉疾病诊断为目的

　　（1）不典型胸痛，上腹部症状，临床上难以与心绞痛进行鉴别，为明确诊断者。

　　（2）有典型的缺血性心绞痛症状，无创性检查（如运动负荷试验、心肌核素显像等）呈阳性者。

　　（3）无创性检查提示有心肌缺血而无临床症状者。

　　（4）不明原因的心律失常，如顽固性室性心律失常或新发传导阻滞。

　　（5）不明原因的左心功能不全，主要见于扩张型心肌病或缺血性心肌病进行鉴别。

　　（6）PCI或CABG后反复发作的难以控制的心绞痛。

　　（7）无症状但疑似有冠心病，或高危职业（如飞行员、司机等）需要确定健康状况时。

（8）非冠状动脉病变，如先天性心脏病和心脏瓣膜疾病等重大手术前需明确冠状动脉情况。

（9）风湿性心脏瓣膜疾病欲行瓣膜置换术前，年龄＞40岁或有胸痛症状者。

（10）老年性心脏瓣膜疾病瓣膜置换手术前。

（11）心室壁瘤手术前。

（12）特发性肥厚型主动脉瓣下狭窄术前。

（13）先天性心脏病行矫正手术前，尤其是法洛四联症、大血管转位等可能合并先天性冠状动脉畸形者。

（14）其他非心血管疾病手术前须排除冠状动脉疾病、了解冠状动脉病变情况及评价左心室功能。

2. 以治疗冠状动脉疾病或评价治疗效果为目的

（1）稳定型心绞痛药物治疗效果不佳，影响学习、生活及工作者。

（2）不稳定型心绞痛；原发性心搏骤停复苏成功，左主干病变或前降支近端病变的可能性较大，属高危组，需评价冠状动脉尽早干预。

（3）急性心肌梗死急诊时间窗内，或超出时间窗但合并有血流动力学异常者，反复出现心绞痛症状及症状持续不缓解者。

（4）陈旧性心肌梗死。

（5）伴新近发生的心绞痛，经药物治疗效果不佳。

（6）伴心功能不全，临床和辅助检查提示室壁瘤或乳头肌功能不全。

（7）无创性检查提示原梗死部位无关的心肌缺血改变。

（8）为进一步明确冠状动脉病变性质进一步处理冠状动脉病变。

（9）其他：高龄患者如原发性心肌病、高血压性心脏病、糖尿病等为明确是否合并冠状动脉病变及选择治疗方案时。

二、冠状动脉造影的禁忌证（相对）

（1）造影剂过敏。

（2）严重肝功能、肺功能、肾功能不全。

（3）不能控制的心功能不全，患者无法平卧。

（4）未控制的严重心律失常。

（5）未纠正的严重水、酸碱失衡，电解质紊乱及洋地黄中毒。

（6）严重的出血性疾病及凝血功能障碍。

（7）患者一般情况不能耐受。

（8）重度感染性疾病。

（杨征）

第二节　冠状动脉造影术前准备

一、器械准备

（1）放射性影像系统。

（2）心电、血压及血氧饱和度等监护系统。

（3）造影剂注射系统及加压系统。

（4）除颤仪、呼吸复苏设备、供氧系统等急救设备。

二、工作人员

至少 5 名工作人员，即术者、助手各 1 名，护士 1 名，心电监护人员 1 名，放射技术员 1 名，需要全麻时，临时配麻醉师 1 名。

三、术前检查

①血尿便常规、肝肾功能、电解质、出凝血时间、凝血酶原时间及活动度等凝血功能、血糖、肌钙蛋白（如有必要）；②胸部 X 线检查；③心电图及心脏彩超等；④术前检查股动脉、双侧足背动脉搏动情况，以助手术并与术后对照，拟行经桡动脉穿刺者应行 ELLEN 试验了解掌弓循环情况。

四、术前讨论及病情告知

详细了解患者病情，依据患者临床及辅助检查结果，对冠状动脉病变情况做出初步预测，以帮助术中选择投照体位，同时对造影剂的选择、用量、术中可能出现问题及术前药物准备等予以评估和落实。并向患者和（或）家属详细告知病情，讲明手术的必要性、检查目的、操作过程与方法、可能出现的并发症及潜在风险，帮助患者树立信心，消除患者的思想顾虑和恐惧心理，并签署书面手术知情同意书。

五、药物准备

冠状动脉造影是相对安全的有创性检查，但有时因病变严重、电解质紊乱或操作不当可在术中、术后发生严重心律失常、严重并发症而危及生命。因此在术前应备好各种抢救药品。术前确认已服用必要药物，如阿司匹林、氯吡格雷等；糖尿病药物继续服用；华法林需停用，维持 INR 在 2.0 以下（股动脉入路）或 2.5 以下（桡动脉入路）；疑似有冠状动脉痉挛者，术前 2～3 天服用钙通道阻滞剂和（或）硝酸酯类药物；对于精神紧张者，术前可予以少量镇静剂如地西泮（安定）等。

六、碘过敏试验

术前 12 h 常规做碘过敏试验，且应认真询问患者过敏史，包括食物、药物，尤其是碘和造影剂过敏史、皮肤过敏及支气管哮喘等病史，对既往有过敏史、碘过敏试验阳性、心功能不全等患者应选用非离子型造影剂，术前予以地塞米松 5～10 mg，尽量减少造影剂用量。对肾功能不全患者还应进行必要的水化处理。

七、皮肤准备

术前一日行双侧腕部及双侧腹股沟及会阴部备皮，备皮时应注意防止损伤局部皮肤。

八、术前训练

由于摄片时要求患者憋气，摄片后要求患者进行强有力咳嗽，以促进对比剂从冠状动脉中排出，因此，要求患者术前训练深吸气、憋气和强有力的咳嗽动作。由于术后需卧床 24 h，患者应适应床上排尿排便，术前需嘱其行平卧位排尿排便训练。

九、其他准备

特殊情况患者应术前禁食 8 h 以上，禁饮 4 h 以上，但常规口服药物可以服用。术前应纠正患者的电解质及酸碱平衡紊乱，并稳定血压、控制血糖。

（杨征）

第三节　冠状动脉造影的操作

在充分术前准备后可进行冠状动脉造影，患者取平卧位，具体操作步骤如下：

一、经股动脉途径冠状动脉造影

（1）选择穿刺点：右（或左）腹股沟韧带下 1 ～ 2 cm 股动脉搏动最强点。

（2）消毒铺洞巾后予 1% 利多卡因 5 ～ 10 ml 在穿刺点处皮内、皮下局麻。

（3）用刀尖横切皮肤 2 mm，用血管钳自穿刺点沿穿刺方向扩张皮下组织和筋膜。

（4）将股动脉搏动最强点置于左手示指和中指之间，右手持动脉穿刺针 45°（30° ～ 60°）角斜行刺向股动脉搏动最强点，有突然减压感同时见到穿刺针尾部有动脉血涌出时停止进针，左手固定穿刺针，右手将短导丝插入针内并轻轻向前推送，退针将导丝留于动脉内。

（5）扩张套管沿导丝旋转推送入股动脉内，将导丝和扩张套管一并退出，外鞘管留于股动脉内。

（6）推送造影导管时一定用 0.035″（inch）长导丝伸出造影导管尖端 3 ～ 4 cm "引路"，在荧光屏下经降主动脉逆行将导管送至升主动脉后退出导丝，迅速将导管与三联加压系统连接，回抽血液以排气，持续监测压力。

（7）注入少量造影剂充盈导管，轻推导管使其尖端位于主动脉窦上方 2 cm 处。

（8）左冠状动脉造影：正位下见导管尖端向外侧轻轻窜动提示尖端已进入左冠状动脉口部，轻推少量造影剂 "冒烟" 确定导管尖端位置，并显影左主干及其分支。心电图及血压均正常，可固定导管，迅速调整好造影体位，用力加压推注造影剂并拍摄造影电影。造影电影开始 1～2 s 不推注造影剂，以便观察钙化及冠状动脉内支架的位置，直至造影剂完全排空后 1 s 停止造影电影，以观察血流速度、有无造影剂滞留。

（9）右冠状动脉造影：左前斜位 45° 送管。导管送至主动脉窦时，缓慢顺时针旋转导管，使其尖端转向正前方（即主动脉左前方），导管尖端向外侧轻轻窜动提示尖端已进入右冠状动脉口部。其余过程同左冠状动脉造影。

二、经桡动脉途径冠状动脉造影

（1）选择穿刺点：因心血管造影机按照医生站在患者右侧操作设计，故多选择患者右桡动脉，左侧也可进行操作。消毒铺洞巾后取桡骨茎突近心端 1～2 cm 桡动脉搏动最强、走行最直处为穿刺点。

（2）1%～2% 利多卡因 1 ml 在穿刺点上方局麻，针尖与皮肤基本平行，以避开浅表静脉并勿触及动脉。穿刺时右手持动脉穿刺针以 30°～60° 角斜行刺向桡动脉搏动最强点。

（3）可在桡动脉壁的上方直接穿刺，穿透后壁，再缓慢退针至尾部有动脉血喷出时停止退针，左手固定穿刺针，右手将短导丝插入针内并轻轻向前推送，退针将导丝留于动脉内。

（4）刀刃朝上切开皮肤，送入 5～6 F 鞘管。透视在泥鳅导丝引导下将导管经桡动脉-肱动脉-腋动脉-锁骨下动脉逆行送至升主动脉后退出导丝，其余过程同经股动脉途径冠状动脉造影。也可使用多功能造影导管同时行左、右冠状动脉造影而不必更换导管。

注意事项：

（1）穿刺股动脉时尽量不要损伤后壁，否则容易形成血肿。动脉血呈喷射状时才能送入短导丝；导丝推送遇到阻力时应停止推送，在荧光屏下观察局部和判明原因，股动脉过于迂曲时更换泥鳅导丝，在 X 线下小心向前推送，切忌遇到阻力时用力推送导致动脉夹层或斑块脱落造成动脉栓塞等并发症。

（2）整个造影系统应始终保持密闭状态，时刻注意防止和排除气泡，持续监测心电和血压。

（3）左冠状动脉造影时勿直接将导管插入左主干，要边"冒烟"边调整导管位置，以防止左主干病变处斑块脱落、闭塞及左主干痉挛造成严重后果。左主干病变时要特别小心操作，在尽量短时间和最少体位下（1～2个）完成操作。

（4）右冠状动脉造影要特别防止导管尖端插入过深，由于超选或口部痉挛引起血压下降或心室颤动。

（5）桡动脉造影时推送导管动作要轻柔，以防止沿途动脉段发生痉挛。如果发生痉挛导致导管不能推送或转动时，应停止操作，自鞘管或造影导管内给予 100～200 μg 硝酸甘油或维拉帕米（异搏定）注射，也可舌下含服硝酸甘油。待痉挛解除后再行操作。

（6）冠状动脉造影操作以及对结果的解释应当力求完美。完整的检查包括右前斜位和左前斜位的左心室造影，这样可以确定左心室功能以及室壁运动异常。检查左冠状动脉的体位通常有 5 个，以保证能最佳显示某一段冠状动脉。右冠状动脉检查体位至少有 2 个。应避免各段冠状动脉相互重叠，需要经常使用大角度的左前斜加足位和右前斜加足位投照体位。对血管造影结果的评价包括描述冠状动脉病变的形态与严重程度，以及是否存在侧支血管。

（7）多数血管造影医生在介入治疗前会高估狭窄的程度，治疗后却又低估残余狭窄，定量冠状动脉造影对准确评价冠状动脉狭窄非常有帮助。临床实践中，50%～75% 狭窄的诊断和治疗须评价心肌缺血的生理学意义。在弥漫性狭窄和（或）小血管病变，最好不使用百分比来表示狭窄的程度，最好使用最小腔径（MLD）绝对值表示。一般，近段血管 MLD < 1 mm，提示血管有受限性狭窄，而无论其狭窄直径的百分比如何。

总之，冠状动脉造影已成为一项常规性检查，可为确立诊断、估计冠状动脉病变的预后提供大量信息。然而，是否进行此项检查，必须在认真回顾病史和心脏缺血证据后，根据临床和生理学结果而做出决定。

（杨征）

第四节　冠状动脉造影结果判读

冠状动脉造影作为冠心病诊断的金标准，可为临床医生提供全面、客观、准确的影像资料，并为血管病变的进一步诊治提供治疗依据。临床医师在冠状动脉造影中除需要评估冠状动脉狭窄部位、范围、程度外，还需了解冠状动脉有无畸形，如开口、走行变异情况，有无心肌桥、血管瘤、血管瘘等。在病变的冠状动脉血管中，进一步观察冠状动脉血流，评估 TIMI 血流分级（表 2-1）；评估心肌灌注情况，如 TIMI 心肌灌注分级，最终决定能否进行血运重建，并评价血运重建风险，病变评分，同步制订血运重建随访策略，预估有无再狭窄等。

对于冠状动脉造影的结果判断，需基于更加专业的冠状动脉解剖结构，临床医师必须掌握关于冠状动脉解剖、异常、变异等方面的详细知识及放射线下的投照图像。下面简要回顾冠状动脉正常解剖结构。

一、正常冠状动脉解剖

人类正常冠状动脉主要为两支，即左冠状动脉和右冠状动脉。

1. 左冠状动脉主干（LM），源于主动脉根部左冠窦上部的中央，窦嵴下约 1 cm 处，向左或后伸展 0.2～4 cm，行至前室间沟分

表 2-1　TIMI 血流分级	
分级	影像学表现
TIMI 0 级	无再灌注或闭塞远端无血流
TIMI Ⅰ 级	造影剂部分通过闭塞部位，不能充盈冠状动脉远端
TIMI Ⅱ 级	部分再灌注或造影剂能完全充盈冠状动脉远端，但造影剂进入或清除的速度都较正常冠状动脉缓慢
TIMI Ⅲ 级	完全再灌注，造影剂于冠状动脉内能迅速充盈和清除

为左前降支和左回旋支，有时发出中间支。

左前降支（LAD），沿前室间沟走行，下行至心尖或绕过心尖，在78%心脏中折向后室间沟与后降支吻合。

室间隔支（S），几乎呈直角发出，S1较粗大，越近心尖越细小，分12～17支。

对角支（D），呈锐角发出，位于左心室表面，一般有2～6支，逐渐变细，粗大的对角支可与前降支相似或更粗大。

左回旋支（LCX），几乎成直角起自LM，向后下至左房室沟，止于膈面。

钝缘支（OM），1～4支，OM1较粗大，以后逐渐变细。

2. 右冠状动脉（RCA）起源于右冠窦中部，行于主肺动脉和升主动脉根部间的右房室沟内，绕向心脏右后方再向左后走行，分为后降支和左室后支。供应右心房、右心室前壁与左心室下后壁。

圆锥支（CB），约半数发自RCA开口前方1～2cm处，沿右心室圆锥到达肺动脉瓣。

窦房结动脉（SB），约50%窦房结动脉起源于RCA近端右上方，与圆锥支径路相反。

右室支（RV），向左前方走行，供应右心室前壁。

锐缘支（AM）：较粗大，行向心尖，供应右心室侧壁。

RCA远端分为2支：

后降支（PDA），于后室间沟下行至心尖与LAD吻合，沿途发出数支间隔支与LAD发出的间隔支吻合；约10%的LCX也可形成后降支。

左室后支（PL），沿途发出分支与LCX吻合。房室结支（AVM），在房室后交叉处多由左室后支发出，供应房室结和房室束。

二、冠状动脉的分布分型（Schlesinger 分型）

1. 右冠优势型

右冠状动脉在膈面除发出后降支外，还有分支分布于左心室膈面部分或全部。

2. 均衡型

两侧心室的膈面分别由本侧的冠状动脉供血，它们的分布区域不超过房室交点和后室间沟。

3. 左冠优势型

左冠状动脉除发出后降支外，还发出分支供应右心室膈面的一部分。

欧美人群一般右冠优势型占 85%，均衡型占 7% ~ 8%，左冠优势型占 7% ~ 8%；在我国右冠优势型占 86%，均衡型占 9.5%，左冠优势型占 4.5%。

三、冠状动脉造影分段标准

标准的冠状动脉分段有助于准确描述病变，美国于 1975 年提出的分段标准（表 2-2），沿用至今。

四、冠状动脉造影的阅读和狭窄判断

首先应观察冠状动脉主干及次级分支，其次观察各支动脉的开口、走行及与周围重要结构（心腔、主动脉、肺动脉和室间隔）的关系。

管腔的观察应包括直径及壁的平滑度；应注意腔内密度的变化，并与邻近组织比较；应结合斑块及其部位评估致心肌缺血的风险；应测量斑块处的直径评价狭窄程度。斑块的正性重构、斑块的成分（钙化、非钙化斑和部分非钙化斑）等特征也应写在报告中。"非钙化斑"的描述较"软斑块"或"富脂斑块"更为准确。当图像质量够好时，建议描述溃疡、夹层等斑块的形态特征。如有冠状动脉动脉瘤，应建议进一步检查其他血管病变。

冠状动脉狭窄的判断方法有三种：①目测直径法（图 2-1）；②计算机密度计算法；③冠状动脉内超声面积测定法。目前广泛应用目测直径法。Proudilit 将冠状动脉造影对应现实的冠状动脉狭窄程度分为六级。一级，正常：无斑块和无管腔狭窄；二级，轻度狭窄：狭窄 < 30%；三级，中度狭窄：30% ~ 50% 狭窄；四级，重度狭窄：

表 2-2　SCCT 冠状动脉分段标准

分段	缩写	描述
1. 右冠状动脉近段	pRCA	右冠状动脉开口至拐弯处一半长度
2. 右冠状动脉中段	mRCA	右冠状动脉近段末端至拐弯处
3. 右冠状动脉远段	dRCA	右冠状动脉中段末端至后降支（PDA）开口
4. 右冠状动脉起源后降支	R-PDA	后降支起自右冠状动脉
5. 左主干	LM	左主干开口至左前降支（LAD）和左回旋支（LCX）分叉处
6. 左前降支近段	pLAD	左主干末至第一大间隔支或第一对角支（直径大于 1.5 mm），以最近者为准
7. 左前降支中段	mLAD	左前降支近段末端至心尖部的一半长度
8. 左前降支远段	dLAD	左前降支中段末端至左前降支末梢
9. 第一对角支	D1	第一对角支
10. 第二对角支	D2	第二对角支
11. 左回旋支近段	pCx	左主干末端至第一钝缘支（OM1）开口
12. 第一钝缘支	OM1	横穿左心室侧壁的第一支钝缘支
13. 左回旋支中远段	LCx	第一钝缘支开口至血管末梢或左后降支开口
14. 第二钝缘支	OM2	第二钝缘支
15. 左回旋支起源后降支	L-PDA	后降支起自左回旋支
16. 右冠状动脉起源后侧支	R-PLB	后侧支起自右冠状动脉
17. 中间支	RI	血管起自前降支和回旋支开口分叉处之间
18. 左回旋支起源后侧支	L-PLB	后侧支起自左回旋支

SCCT：美国心血管计算机断层扫描学会

50% ～ 90% 狭窄；五级，次全闭塞，狭窄 90% ～ 99%；六级，完全闭塞，无血流通过。临床上常规用百分比描述病变。

　　计算机密度测定法可以弥补目测直径法的不足，但耗时长，对严重狭窄可能低估。超声面积测定法是目前最为准确的测定法，但技术

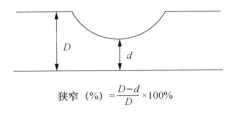

$$狭窄（\%）=\frac{D-d}{D}\times100\%$$

图 2-1 目测直径法。D，原血管直径；d，狭窄后血管直径

复杂，医疗费用高，目前对临界病变及复杂病变有较好的评估作用。

五、冠状动脉狭窄的形态特征

向心性狭窄与偏心性狭窄是相对于脂质斑块在血管壁圆周的分布均匀度而言，顾名思义前者的脂质斑块均匀生长于管壁四周，血管横切面上管壁均匀增厚。这种特征需要在造影时多角度验证并需要有经验的医师进行判断。局限性狭窄是指狭窄长度小于 10 mm 的狭窄。管状狭窄指狭窄介于 10 ～ 20 mm 之间的狭窄，是冠状动脉造影最常见的形态特征。弥漫性狭窄指狭窄长度大于 20 mm 的病变，通常会引起造影结果的误判。不规则狭窄指狭窄程度小于 25% 的弥漫性狭窄，一般对血流动力学影响轻，但易于诱发动脉痉挛，且往往因脂质斑块大、纤维帽薄易于破裂诱发急性血栓形成。管腔闭塞是最严重的冠状动脉病变，需要临床医生仔细、多角度观察闭塞血管的形态，尽量还原原来血管的走行、形态，以利于进一步指导治疗。

六、冠状动脉狭窄的分类

冠状动脉的狭窄可依据形态、程度、所在部位等进行分类。实际应用中是根据治疗的目的策略而联合划分的，如前降支近段偏心性局限性狭窄。有几种特殊的狭窄需要单独提出，以利于临床更好地进行治疗策略的制订和调整。

（1）左主干狭窄，是严重威胁患者生命安全的病变。往往会出现预判不足或判读错误的情况。目前左主干狭窄需要血管内超声协助明确。

（2）分叉处狭窄又称分叉病变，是冠状动脉 PCI 干预中的难点和重点。依据其特点需充分判读病变，并制订完善的治疗方案。

（3）成角狭窄或成角病变，也是较复杂病变，通常会做好充足的预案进行治疗。

（4）瘤样扩张为血管壁因内层被破坏而向外膨起的影像学表现，需和狭窄段中的正常血管鉴别。

（5）溃疡为血管壁内的斑块破裂后脂质内核脱离形成的病灶，在造影图像中显示为血管壁内皮的龛影。

（6）钙化指钙质在血管内皮或斑块上的沉积，严重的钙化可造成管壁的僵硬，不易重塑，通过性差，甚至脆性增加易于破裂等，是 PCI 治疗中较为困难的情况；在造影图像中可以表现为沿冠状动脉走行的密度不均的高密度影，血管内超声可以准确定位钙化面积、厚度、狭窄程度等，为治疗提供参考。

（7）夹层为血管内膜发生剥离，在影像上表现为造影剂充填的线样隔离的充盈缺损层，多见于介入手术并发症，易于形成血栓或影响血流。血栓在急性心肌梗死的患者中较常见，是造成急性心肌梗死的主要"罪犯"，怎样有效安全地处理血栓也成为当前的研究热点。

（8）冠状动脉痉挛是冠状动脉自发或受到刺激形成的局限性或弥漫性血管挛缩，冠状动脉造影的普及让人们发现有一部分心脏病患者的罪魁祸首竟然是冠状动脉痉挛引起的，给现代心血管学又开辟了一个新的分支研究领域。

（9）心肌桥压迫现象指冠状动脉主干走行于心肌内，而非心脏表面，心肌收缩造成对血管的压缩而影响血流，致使患者出现心肌缺血症状。冠状动脉造影和血管内超声能非常准确地定位心肌桥及压缩程度，为进一步治疗提供指导。

七、冠状动脉造影的 SYNTAX 评分

针对冠状动脉左主干病变和（或）三支病变，此评分是根据冠

状动脉病变解剖特点进行危险分层的积分系统，根据病变位置、严重程度、分叉、钙化等解剖特点定量评价冠状动脉病变的复杂程度，根据积分的高低为手术方式选择提供初步判断，积分≥33建议行 CABG，积分为 23～32 的患者可以选择 PCI，也可以选择 CABG，积分≤22 的患者建议行 PCI。

（王军伟）

第三章
经皮冠状动脉介入治疗（PCI）

第一节　PCI 的适应证

一、急性 ST 段抬高型心肌梗死（STEMI）

对于 STEMI 患者，根据不同情况的适应证分述如下：

1. 直接 PCI

根据以下情况做出直接 PCI 决策。

绝对适应证：

（1）发病 12 h 内（包括正后壁心肌梗死）或伴有新出现左束支传导阻滞的患者。

（2）伴心源性休克或心力衰竭时，即使发病超过 12 h 者。

相对适应证：

发病 12 ～ 24 h 内具有临床和（或）心电图进行性缺血证据。

禁忌证：

发病超过 24 h、无心肌缺血、血流动力学和心电学稳定的患者不宜行直接 PCI。

2. 溶栓后 PCI

适应证：

（1）溶栓后尽早将患者转运到有 PCI 条件的医院，溶栓成功者于 3 ～ 24 h 进行冠状动脉造影和血运重建治疗。

（2）溶栓失败者尽早实施挽救性 PCI。

禁忌证：

溶栓治疗后无心肌缺血症状或血流动力学稳定者不推荐紧急 PCI。

3. 首次医疗接触（FMC）与转运 PCI

若 STEMI 患者首诊于无直接 PCI 条件的医院，当预计 FMC 至 PCI 的时间延迟 < 120 min 时，应尽可能将患者转运至有直接 PCI 条件的医院。

如预计 FMC 至 PCI 的时间延迟 > 120 min，则应于 30 min 内溶栓治疗。根据我国国情，也可以请有资质的医生到有 PCI 设备的医院行直接 PCI（时间 < 120 min）。

4. 未接受早期再灌注治疗 STEMI 患者的 PCI（症状发病 > 24 h）

适应证：

（1）病变适宜 PCI 且有再发心肌梗死、自发或诱发心肌缺血或心源性休克或血流动力学不稳定的患者建议行 PCI 治疗。

（2）左心室射血分数（LVEF）< 40%、有心力衰竭、严重室性心律失常者应常规行 PCI。

（3）STEMI 急性发作时有临床心力衰竭的证据，但发作后左心室功能尚可（LVEF > 40%）的患者也应考虑行 PCI。

（4）对无自发或诱发心肌缺血证据，但梗死相关动脉有严重狭窄者可于发病 24 h 后行 PCI。

禁忌证：

对梗死相关动脉完全闭塞、无症状的 1 ～ 2 支血管病变、无心肌缺血表现、血流动力学和心电学稳定患者，不推荐发病 24 h 后常规行 PCI。

二、急性非 ST 段抬高型急性冠脉综合征（NSTEMI-ACS）

根据病情的危险分层来制订介入策略。

适应证：

建议对具有至少 1 条极高危标准的发病患者，包括①血流动力学不稳定或者心源性休克，②顽固性心绞痛，③危及生命的心律失常或心脏停搏，④心肌梗死机械并发症，⑤急性心力衰竭伴难治性心绞痛和 ST 段改变，⑥再发心电图 ST-T 动态演变，尤其伴有间歇性 ST 段抬高，推荐选择紧急介入治疗策略（< 2 h）。

建议对具有至少 1 条高危标准患者，包括①肌钙蛋白升高，②心电图 ST 段或者 T 波动态演变（无论有无症状），③ GRACE 评分 > 140 分，推荐早期冠状动脉造影，根据病变选择介入治疗策略

（＜ 24 h）。

建议对具有至少 1 条中危标准的患者，包括①糖尿病，②肾功能不全，eGFR ＜ 60 ml/min，③左心室功能下降（LVEF ＜ 40% 或慢性心力衰竭），④心肌梗死后早发心绞痛，⑤近期行 PCI 治疗，⑥既往 CABG 治疗，⑦ GRACE 评分为 109 ～ 140 分，⑧无创负荷试验时出现心绞痛或者心电图缺血改变，推荐选择介入治疗策略（＜ 72 h）。

无任何一条危险标准和症状无反复发作的低危患者，建议在决定有创评估之前先行无创检查（首选影像学检查）以寻找缺血证据。

三、稳定性冠心病

首先以冠状动脉狭窄程度作为干预的决策依据。当病变直径狭窄≥ 90% 时，可以直接干预；但病变直径狭窄＜ 90% 时，需要有心脏缺血的客观证据，或血流储备分数（fractional flow reserve，FFR）≤ 0.8，建议根据以下情况做出干预决策：

1. 针对预后

（1）左主干直径狭窄大于 50%，且该冠状动脉直径狭窄＜ 90% 并有缺血证据或 FFR ≤ 0.8。

（2）前降支近段直径狭窄大于 70%，且该冠状动脉直径狭窄＜ 90% 并有缺血证据或 FFR ≤ 0.8。

（3）二支或三支冠状动脉直径狭窄大于 70%，且左心室功能下降（LVEF ＜ 40%），且该冠状动脉直径狭窄＜ 90% 并有缺血证据或 FFR ≤ 0.8。

（4）大面积缺血（缺血面积＞左心室的 10%）。

（5）单支通畅冠状动脉直径狭窄＞ 50%，且该冠状动脉直径狭窄＜ 90% 并有缺血证据或 FFR ≤ 0.8。

2. 针对症状

任一冠状动脉直径狭窄＞ 70%，且该冠状动脉直径狭窄＜ 90% 并有缺血证据或 FFR ≤ 0.8。表现为活动诱发的心绞痛或者疼痛等症状，并对药物治疗反应欠佳。

对合并左主干和（或）前降支近段病变、多支血管病变患者，是选择 CABG 还是 PCI 仍有争议。近年药物洗脱支架（drug-eluting stent，DES）的广泛应用显著降低了 PCI 术后长期不良事件发生率，PCI 在 SCAD 中的适应证逐渐拓宽。建议对上述患者，根据 SYNTAX 评分和 SYNTAX Ⅱ 评分评估中、远期风险，选择合适的血运重建策略。

（张军波）

参考文献

［1］中华医学会心血管病学分会介入心脏病学组 . 中国经皮冠状动脉介入治疗指南（2016）. 中华心血管病杂志，2016，44（5）：382-400.

［2］中华医学会心血管病学分会 . 急性 ST 段抬高型心肌梗死诊断和治疗指南 . 中华心血管病杂志，2015，43（5）：675-690.

［3］中华医学会心血管病学分会 . 非 ST 段抬高型急性冠状动脉综合征诊断和治疗指南（2016）. 中华心血管病杂志，2017，45（5）：359-376.

［4］The Task Force on myocardial revascularization of the European Society of Cardiology（ESC）and European Association for Cardio-Thoracic Surgery（EACTS）. 2018 ESC/EACTS Guidelines on myocardial revascularization. European Heart Journal，2018，00：1-96.

第二节 PCI 技术

一、概念

经皮冠状动脉介入治疗（percutaneous coronary intervention，PCI）简称冠脉介入治疗，作为介入心脏病学的一部分，是指经皮心导管技术开通狭窄甚至闭塞的冠状动脉管腔，从而改善心肌血流灌注的技术。包括经皮腔内冠状动脉成形术（PTCA）、冠状动脉支架置入术、冠状动脉斑块旋磨术、激光斑块侵蚀术等技术。

二、发展历程

自 1969 年不锈钢血管支架首次在动物实验取得成功后，1977年 5 月 Gruentzig、Richard Myler 和 Hanna 在美国旧金山首次将冠状动脉成形术用于冠状动脉旁路移植术中，即首次在活体人心脏中应用冠状动脉成形术。同年 9 月 Gruentzig 和 Turina 在瑞士首次进行经皮腔内冠状动脉成形术扩张前降支病变成功，本次术式的成功对介入心脏病学的发展具有重要的推动作用，也为冠心病治疗揭开了崭新的一页，开辟了冠心病微创治疗的新纪元。

此后，PTCA 技术迅速在全球范围内迅速推广，适应证不断扩大。1986 年，Puol 和 Sigmart 将第一枚冠状动脉支架置入人体。因冠状动脉支架置入术可显著减少 PTCA 的再狭窄，可以处理冠状动脉夹层和急性闭塞病变，成为冠状动脉介入治疗的又一个里程碑。2003 年药物洗脱支架（drug-eluting stent，DES）投入临床，使支架的再狭窄率明显降低，使冠状动脉介入治疗又进入到一个新的纪元。并且与之相关的器械（包括导管、导丝、微导管及球囊等）及各种操作设备（包括旋磨设备、激光斑块侵蚀设备等）不断改进以适应不同病变的处理。

随着介入诊疗技术的蓬勃发展，器械及支架的不断更新，医生操作经验日趋丰富及新技术的开发，在 PCI 及其相关领域又积累了众多临床证据，使得冠心病的介入治疗也开启了新的历程。

我国在 1984 年开始进行第一例 PTCA。30 余年来，我国冠心病介入诊疗技术也得到了突飞猛进的发展，冠心病介入治疗技术由于简便、安全、微创、无痛苦、住院时间短等优点，已经成为广大冠心病患者乐于接受的治疗技术。

三、介入治疗指征

1. 稳定性冠心病（stable coronary artery disease，SCAD）有较大范围心肌缺血证据的患者

介入治疗是缓解症状的有效方法之一。

对强化药物治疗后仍发作缺血症状及存在较大范围心肌缺血证据、且预判行选择 PCI 可明显获益的稳定性冠心病患者，可根据冠状动脉病变特点选择合适的治疗策略。

近年新一代药物洗脱支架（drug-eluting stent，DES）在临床的广泛推广应用显著降低了术后并发症及恶性事件发生率，PCI 在稳定性冠心病中的适应证逐渐拓宽。

中国经皮冠状动脉介入治疗指南推荐以冠状动脉病变直径狭窄程度作为是否进行 PCI 干预的决策依据。

（1）当病变直径狭窄 ≥ 90% 时，可直接干预。

（2）当病变直径狭窄 < 90% 时，仅对有相应缺血证据，或血流储备分数（fractional flow reserve，FFR）≤ 0.8 的病变进行干预（表 3-1）。

2. 不稳定型心绞痛（unstable angina pectoris）和非 ST 段抬高型急性冠脉综合征（non-ST-segment elevation acute coronary syndrome，NSTE-ACS）的高危患者

提倡尽早介入治疗。

高危患者主要包括：①反复发作心绞痛或充分药物治疗时活动耐量低下；②血心肌酶指标升高；心电图新出现的 ST 段压低；③出现心功能恶化或出现二尖瓣反流或原有反流恶化；④血流动力学不

表 3-1　稳定性冠心病患者血运重建推荐

冠心病程度（解剖 / 功能）	推荐类别	证据等级
针对预后		
左主干直径狭窄 > 50%[a]	I	A
前降支近段直径狭窄 > 70%[a]	I	A
二支或三支冠状动脉直径狭窄 > 70%，且左心室功能受损（LVEF < 40%）[a]	I	A
大面积缺血（缺血面积 > 左心室的 10%）	I	B
单支通畅冠状动脉直径狭窄 > 50%[a]	I	C
针对症状		
任一冠状动脉直径狭窄 > 70%[a]，表现为活动诱发的心绞痛或等同症状，并对药物治疗反应欠佳	I	A

注：[a] 且该冠状动脉直径狭窄 < 90% 并有缺血证据或血流储备分数 ≤ 0.8。LVEF：左心室射血分数

稳定；⑤持续室性心动过速；⑥ 6 个月内接受过介入治疗；⑦曾行冠状动脉旁路移植术等。

对心电图上无 ST 段抬高的患者，建议检测高敏肌钙蛋白（high-sensitivity cardiac troponin，hs-cTn）作为早期诊断工具之一，并在患者首次医疗接触后尽早获取检测结果，根据即刻和动态监测水平快速诊断或排除 NSTE-ACS。

建议根据患者的病史、临床症状、体征、心电图特征及 cTn 进行缺血危险分层。目前采用全球急性冠脉事件注册（global registry of acute coronary events，GRACE）预后评分进行危险分层，分为紧急（2 h 以内）、早期（24 h 以内）和延迟（72 h 以内）三种 PCI 策略。

对首诊于未开展 PCI 技术医院的患者，属于极高危者，建议第一时间转运至具备 PCI 条件的医院行紧急 PCI；高危者，建议发病 24 h 内转运至具备 PCI 条件的医院行早期 PCI；中危者，建议转运至具备 PCI 条件的医院，发病 72 h 内行延迟 PCI；低危者，可考虑

转运至具备 PCI 条件的医院行 PCI 或药物保守治疗。

3. 对于急性 ST 段抬高型心肌梗死患者

早期治疗的关键在于开通梗死相关血管（IRA），尽可能挽救濒死心肌，降低患者急性期的死亡风险并改善长期预后。根据患者就诊的时机以及初始治疗的不同分为不同的策略：

（1）直接 PCI：在急性 ST 段抬高型心肌梗死发病 12 h 内行 PCI 直接开通 IRA。直接 PCI 可以及时、有效和持续地开通 IRA。建议"进门-球囊开通"时间控制在 90 min 内。对于 12 h 内（特别是 3 ～ 12 h 内），特别是对于有溶栓禁忌的患者，如有条件应行直接 PCI。对于发病超过 12 h，但仍有缺血症状、心功能不全、血流动力学不稳定或发作恶性心律失常的患者也建议行直接 PCI。对于发生心源性休克的患者，可将时间放宽至 36 h。而对于发病已超过 12 h，且无缺血症状的患者，则不建议行 PCI。

（2）转运 PCI：对于首诊于未开展 PCI 技术医院的患者，若患者不能立即行溶栓治疗，则转至具备 PCI 条件的医院行直接 PCI。

（3）补救 PCI：溶栓失败后 IRA 仍处于闭塞状态，对于 IRA 所行的 PCI。适用于急性心肌梗死"溶栓疗法"失败的患者，该类患者由于"溶栓疗法"失败，因此仍有明显胸痛或有反复的心肌缺血表现。对此类患者可进行所谓的"补救 PCI"治疗（溶栓失败后 48 ～ 72 h 可常规进行）。

（4）易化 PCI：发病 12 h 内，拟行 PCI 的患者于 PCI 术前有计划地预先使用溶栓或抗血小板药物，以尽早开通 IRA。

急性期后的急性心肌梗死患者，多指急性心肌梗死发病后 2 周至 1 个月甚至是 3 个月之内的患者。这类患者如果在这一时期内经皮冠状动脉造影显示梗死区相关动脉闭塞或严重狭窄，进行 PCI 治疗都是有益的。

对于既往行 PCI 治疗或冠状动脉旁路移植术的患者，如果出现再狭窄病变或支架内血栓形成，临床上有相应的缺血表现，对此类患者也应行 PCI 治疗。

四、技术

（一）术中辅助诊断技术

1. 血管内超声（intravascular ultrasound，IVUS）

IVUS 通常用于造影结果不明确或者不可靠的情况下，如开口病变、血管重叠及分叉病变等。尤其是对高危病变（包括左主干、钙化及分叉病变等），可明确支架大小、膨胀是否充分以及定位是否准确等。对选择性的患者（无保护左主干、三支、分叉、慢性闭塞及支架内再狭窄病变等），推荐 IVUS 指导的优化支架置入。对慢性闭塞病变，IVUS 指导有助于明确闭塞始点及帮助判断指引导丝是否走行在真腔，提高 PCI 成功率。

2. 血流储备分数（fractional flow reserve，FFR）

FFR 能特异地反映心外膜下冠状动脉狭窄的功能学严重程度，对开口、分支、多支和弥漫性病变均有一定的指导意义。

对没有缺血证据的 SCAD 患者，推荐对冠状动脉造影目测直径狭窄 50%～90% 的病变行 FFR 评估。对冠状动脉造影提示直径狭窄＞50% 临界病变的 SCAD 患者，当病变 FFR ≥ 0.75 时延迟 PCI，其 5 年随访期内心血管事件发生率显著低于 FFR ＜ 0.75 而实施 PCI 的患者。

3. 光学相干断层成像（optical coherence tomography，OCT）

OCT 较 IVUS 具有更好的空间分辨率，但穿透力较差，因此对发现靠近冠状动脉腔内病变及支架边缘损伤的细微解剖学变化更有价值，但对判定斑块负荷及组织内部特征依然不够准确。

OCT 除了可优化支架置入外，对明确冠状动脉内血栓、血栓负荷、造影未检测出的斑块破裂及支架膨胀不良效果明显优于 IVUS，还有助于查明 PCI 失败原因。

（二）冠状动脉介入治疗技术

1. 经皮腔内冠状动脉成形术（PTCA）

通过穿刺股动脉或桡动脉等方法将导管、导丝、球囊沿动脉送至冠状动脉相应的狭窄部位，进行球囊扩张，消除冠状动脉狭窄。球囊扩张的机制是由于球囊的高压扩张导致血管内膜、中膜不规则撕裂，故 PTCA 仍有其自限性，包括：血管弹性回缩、斑块脱垂、血管夹层、急性闭塞等。所以，单纯 PTCA 术后的再狭窄率仍很高。

2. 切割球囊技术（cutting balloon，CB）

切割球囊技术是在普通球囊表面的纵轴上等角度地镶嵌着 3～4 枚、高度约 0.2～0.3 mm 的刀片，其机制首先是利用球囊的压力，使附着的刀片切开病变部位的内膜和中膜，多用于环形钙化病变，或支架不能顺利通过的纤维斑块病变。

3. 支架置入术

冠状动脉内支架是多孔不锈钢（或其他金属如钴合金）材质，能发挥支撑作用的网格管状物，分为开环和闭环结构，它附着在球囊的表面，由输送系统送至血管病变处开通病变血管。它完全解决了 PTCA 术后血管弹性回缩、负性重构所引起的再狭窄，使术后再狭窄率明显降低。此技术应用初期也存在一些弊端，如加重局部内膜增生、支架内亚急性血栓形成等并发症。

随着冠状动脉介入治疗的进展，抗血小板药物（氯吡格雷、血小板糖蛋白 Ⅱ b/ Ⅲ a 受体抑制剂）和抗凝药物（肝素）的应用，支架内血栓的发生率明显降低，低于 0.5%，而本世纪初随着药物洗脱支架（雷帕霉素、紫杉醇等）的出现，使支架术后的再狭窄率显著降低。

4. 冠状动脉内旋磨术

旋磨术（rotablator）是采用高速旋转的钻石磨头将心脏血管内钙化的斑块磨碎，以此完成冠状动脉介入治疗，适用于高度钙化的、无弹性的、不易扩张的偏心性和弥漫性病变。但由于术后旋磨下来的斑块碎屑在冠状动脉远端造成栓塞导致慢血流，其远期疗效有待于随机研究，目前多用于冠状动脉严重钙化的选择性患者。

5. 冠状动脉内血栓抽吸术

冠状动脉内血栓抽吸术＋远端保护装置：是近两年来主要针对急性冠脉综合征患者冠状动脉内大量血栓的有效治疗方法，血栓抽吸术是在 PTCA 的基础上，利用负压抽吸原理使血栓通过抽吸导管抽吸到血管外；远端保护装置是通过在目标血管远端放置一个球囊或伞状物，以防止介入操作过程中小的血栓或斑块脱落至血管远端导致栓塞。

6. 药物洗脱球囊技术

药物洗脱球囊技术通过扩张时球囊表面的药物与血管壁短暂接触，将导致再狭窄的药物释放于病变局部，从而达到抑制内膜增生效果而起到治疗的目的。药物洗脱球囊多用于治疗支架内再狭窄病变、多层支架病变、大的分支病变及不能耐受双联抗血小板治疗的患者。

五、介入路径

1. 股动脉路径

优点：股动脉比较粗大，穿刺成功率高，对于复杂病变要求导管强支撑时常选择股动脉入路，对于双向造影，其中一条路径需选择股动脉入路。

缺点：术后卧床时间长，穿刺相关并发症发生率较高，如：出血、血肿、假性动脉瘤、动静脉瘘和腹膜后血肿等。

2. 桡动脉路径

患者痛苦少，术后压迫时间短，无需卧床，患者不适感较股动脉路径轻，而且总并发症较少，是目前 PCI 治疗的首选路径。

3. 特殊情况

可根据情况选择其他适宜的血管入路，如尺动脉、肱动脉入路等。

六、介入并发症

1. 冠状动脉痉挛

在冠状动脉造影或介入过程中，冠状动脉持续性收缩造成管腔狭窄，甚至闭塞。发生率约 1% ～ 5%。冠状动脉痉挛可以为自发，也可以为造影剂或器械操作诱发。冠状动脉痉挛时可无明显症状，也可出现明显的缺血症状，严重时可导致死亡。冠状动脉痉挛发生时可于冠状动脉内注射硝酸甘油或钙通道阻滞剂。

2. 冠状动脉穿孔

少见但发生后风险较大。X线透视下可见造影剂外渗至心包内，严重时可导致心包积血、心脏压塞。大多数冠状动脉穿孔与介入操作有关，比如：导丝穿透血管壁；旋磨导致血管壁组织损伤；球囊膨胀过大导致血管壁过度拉伸等。另外，冠状动脉血管迂曲、钙化、成角或闭塞病变，在操作过程中也易导致冠状动脉穿孔。女性、高龄、糖尿病以及肾功能不全也是发生冠状动脉穿孔的高危因素。发生穿孔时，通过直径匹配的球囊在穿孔处低压扩张封堵，对供血面积大的冠状动脉，推荐间断球囊扩张封堵，对于较大的穿孔还可应用自体脂肪颗粒或弹簧圈封堵；对于以上措施失败情况，可置入覆膜支架，必要时行心包穿刺引流；术中实时监测活化凝血时间（activated clotting time，ACT），必要时应用鱼精蛋白中和肝素。若介入手段不能封堵破口，应行急诊外科手术。导丝造成的冠状动脉穿孔常发生延迟性心脏压塞，需严密观察和监测。

3. 冠状动脉夹层

造影下表现为管腔内充盈缺损、管腔外造影剂滞留或可见内膜片。多发生于介入器械通过病变或球囊预扩张病变时，严重时可导致冠状动脉急性闭塞。

4. 支架内血栓

为一种少见但严重的并发症，病死率高达45%。分为急性（术后24 h内）、亚急性（术后24 h至30天）、晚期（术后30天至1年）和极晚期血栓形成（术后1年以上）。相关危险因素包括：糖尿病、过早停用双联抗血小板药物等；复杂冠状动脉病变、置入多个支架、置入长支架、支架贴壁不良、支架重叠、分叉支架、支架引起血管局部炎症反应、血管内皮化延迟等。

5. 慢血流或无复流

是指PCI时近端冠状动脉血管已解除狭窄，但远端前向血流明显减慢或丧失，心肌细胞灌注不能维持的现象。其原因复杂，确切机制尚不清楚，可能是由于血栓或斑块碎片栓塞远端微血管引起。处理策略包括：应用血栓抽吸或冠状动脉内注射替罗非班、钙通道阻滞剂、硝酸酯类等药物减轻慢血流或无复流。

6. 冠状动脉急性闭塞

PCI 术中或 PCI 术后由主支血管夹层、壁内血肿、支架内血栓、嵴移位及支架结构压迫等因素所致，可以导致心绞痛、心肌梗死甚至死亡。以上情况须及时处理明确冠状动脉闭塞情况，必要时置入支架，恢复冠状动脉前向血流。

7. 支架脱载

较少发生。与病变特征、器械以及术者操作等因素有关。术前须认真分析、充分预判病变特点及预处理病变（如钙化病变应用旋磨术预处理等）是防止支架脱落的有效措施。如出现支架脱载，工作导丝仍在支架腔内，可经此导丝送入直径 ≤ 1.5 mm 小球囊至支架内偏远端，扩张后，将支架缓慢回撤入指引导管。还可通过另一血管路径，送入抓捕器，将支架取出。若以上方法均失败，还可沿导丝送入与血管直径约 1：1 的球囊将支架原位释放，或另置入支架使其在原位贴壁。必要时还可外科手术取出。

8. 周围血管并发症

股动脉途径穿刺可见的并发症有栓塞、出血、血肿、腹膜后血肿、动脉夹层和（或）闭塞、假性动脉瘤和动静脉瘘等。桡动脉途径可见的并发症有桡动脉痉挛、桡动脉术后闭塞、前臂血肿、假性动脉瘤、局部出血和骨筋膜室综合征等。

9. 出血并发症

由于 PCI 术前、术中及术后应用抗血小板聚集及抗凝药物，故围术期出血是引发死亡及其他恶性事件的主要危险因素。主要包括：穿刺部位出血、消化道出血，甚至可发生颅内出血。因此，对于出血高危患者应当合理应用抗栓药物，纠正可逆转的危险因素，防患于未然。出血后策略：对血流动力学不稳定者给予积极补液并输血；必要时可应用内镜、介入或外科方法止血；经评估后若出血风险大于缺血风险，即刻停用抗栓药物。还可应用鱼精蛋白中和肝素，以硫酸鱼精蛋白 1 mg/80 ～ 100 U 肝素剂量注射，总剂量一般不超过 50 mg。3 ～ 5 天后应再次评估出血和再发缺血事件的风险，必要时恢复适度的抗栓治疗。

10.对比剂导致的急性肾损伤（contrast induced acute kidney injury，CIAKI）

应用含碘对比剂后，部分患者会发生肾损伤，发生率小于5%。多见于术后2～3天内，表现为血清肌酐水平比使用对比剂前升高25%或0.5 mg/dl。多可自行恢复，极少数发生不可逆的肾损伤。水化疗法是目前应用最广泛、可有效减少CIAKI发生的预防方法。

七、介入治疗效果与优势

经皮冠状动脉介入治疗的操作成功率已经达到95%以上，各种并发症的发生率在5%以下，其中严重并发症发生率更是低于1%。随着药物洗脱支架的问世，使得支架内再狭窄的发生率至少下降了20%。

总体来说，冠状动脉介入治疗安全有效。介入治疗不仅能改善患者症状、减少心血管事件发生、提高生活质量、明显降低死亡率，而且有手术创伤小、住院周期短等优势。

（韩稳琦）

参考文献

[1] Valgimigli M，Gagnor A，Calabró P，et al. Radial versus femoral access in patients with acute coronary syndromes undergoing invasive management：a randomised multicentre trial. Lancet，2015，385（9986）：2465-2476. DOI：10.1016/S0140-6736（15）60292-6.

[2] Parise H，Maehara A，Stone GW，et al. Meta-analysis of randomized studies comparing intravascular ultrasound versus angiographic guidance of percutaneous coronary intervention in pre-drug-eluting stent era. Am J Cardiol,2011,107（3）：374-382. DOI：10.1016/j.amjcard.2010.09.030.

[3] Witzenbichler B，Maehara A，Weisz G，et al. Relationship between intravascular ultrasound guidance and clinical outcomes after drug-eluting stents：the assessment of dual antiplatelet therapy with drug-eluting stents（ADAPT-DES）study. Circulation，2014，129（4）：463-470. DOI：10.1161/CIRCULATIONAHA.113.003942.

［4］Pijls NH，van Schaardenburgh P，Manoharan G，et al. Percutaneous coronary intervention of functionally nonsignificant stenosis：5-year follow-up of the DEFER Study. J Am Coll Cardiol，2007，49（21）：2105-2111. DOI：10.1016/j.jacc.2007.01.087.

［5］Tonino PA，De Bruyne B，Pijls NH，et al. Fractional flow reserve versus angiography for guiding percutaneous coronary intervention. N Engl J Med，2009，360（3）：213-224. DOI：10.1056/NEJMoa0807611.

［6］Byrne RA，Neumann FJ，Mehilli J，et al. Paclitaxel-eluting balloons，paclitaxel-eluting stents，and balloon angioplasty in patients with restenosis after implantation of a drug-eluting stent（ISAR-DESIRE 3）：a randomised，openlabel trial. Lancet，2013，381（9865）：461-467. DOI：10.1016/S0140-6736（12）61964-3.

［7］Xu B，Gao R，Wang J，et al. A prospective，multicenter，randomized trial of paclitaxel-coated balloon versus paclitaxel-eluting stent for the treatment of drug-eluting stent in-stent restenosis：results from the PEPCAD China ISR trial. JACC Cardiovasc Interv，2014，7（2）：204. DOI：10.1016/j.jcin.2013.08.011.

［8］Vaquerizo B，Serra A，Miranda F，et al. Aggressive plaque modification with rotational atherectomy and/or cutting balloon before drug-eluting stent implantation for the treatment of calcified coronary lesions. J Interv Cardiol，2010，23（3）：240-248. DOI：10.1111/j.1540-8183.2010.00547.x.

［9］Zhou SS，Tian F，Chen YD，et al. Combination therapy reduces the incidence of no-reflow after primary per-cutaneous coronary intervention in patients with ST-segment elevation acute myocardial infarction. J Geriatr Cardiol，2015，12（2）：135-142. DOI：10.11909/j.issn.1671-5411.2015.02.003.

［10］Manoukian SV，Feit F，Mehran R，et al. Impact of major bleeding on 30-day mortality and clinical outcomes in patients with acute coronary syndromes：an analysis from the ACUITY trial. J Am Coll Cardiol，2007，49（12）：1362-1368. DOI：10.1016/j.jacc.2007.02.02.

［11］Qian G，Fu Z，Guo J，et al. Prevention of contrast-induced nephropathy by central venous pressure-guided fluid administration in chronic kidney disease and congestive heart failure patients. JACC Cardiovasc Interv，2016，9（1）：89-96. DOI：10.1016/j.jcin.2015.09.026.

第三节　PCI 成功的定义

PCI 不能仅简单地视为单纯的冠状动脉介入手术，其成功标准需要从血管造影成功、手术成功和临床成功 3 个方面来全面定义评判。

一、血管造影成功

成功的 PCI 使靶部位的血管管腔明显增大。在支架广泛应用之前，一致公认的成功定义是残余狭窄 < 50%，且获得 TIMI Ⅲ 级血流。然而随着包括冠状动脉支架在内的先进辅助技术的应用，残余狭窄 < 20% 已成为理想血管造影结果的临床基准。

二、手术成功

PCI 达到血管造影成功的标准，同时住院期间无主要临床并发症（如死亡、心肌梗死、急诊 CABG）视为手术成功。CABG 和死亡易于确定，但是，与操作相关的心肌梗死的定义目前尚存在争议。常用的定义是心电图上出现新的 Q 波和肌酸激酶升高。然而，在心电图上没有出现 Q 波时心肌坏死标志物升高的临床意义和定义仍然存在争议。因此大多数人认为，心电图上没有出现 Q 波时的肌酸激酶同工酶（CK-MB）明显升高（超过正常上限 3 ～ 5 倍）提示为 PCI 相关的并发症，PCI 后常常出现肌钙蛋白 T 或 I 升高。PCI 术后 CK-MB 轻度升高可能没有预后价值，而明显升高（≥ 5 倍）则与 1 年不良预后相关。

三、临床成功

PCI 近期临床成功是指患者达到血管造影和手术成功后，心肌缺血症状和（或）体征缓解。远期临床成功要求长期维持近期临床成功的效果，操作后患者心肌缺血症状和体征持续缓解 6 个月以上。再狭窄是近期临床成功而远期临床不成功的主要原因。再狭窄不是并发症，而是血管对损伤的一种反应。有重要临床意义的再狭窄的频率可以用第一次操作后对靶血管重复进行血管重建的频率来判断，非常高的再狭窄率可能说明术者选择了易于发生再狭窄的病变，如长病变或小血管病变等。

（周宁）

参考文献

荆全民，刘日辉. 经皮冠状动脉介入治疗成功标准及并发症的防治. 中国实用内科杂志，2007，27（2）：90-93.

第四节　PCI 围术期药物治疗

为保证围术期病情稳定，减少术中术后并发症，预防支架内血栓及远期再狭窄率，围术期药物治疗至关重要，尤其是抗栓药物治疗。目前国内常用的抗血小板药物包括阿司匹林、P2Y$_{12}$ 受体拮抗剂以及糖蛋白（glycoprotein，GP）Ⅱb/Ⅲa 受体抑制剂（GPI）。常用的抗凝药物包括普通肝素、依诺肝素、比伐芦定和磺达肝癸钠。

一、抗栓治疗

1. 稳定性冠心病（SCAD）

抗血小板治疗：①择期 PCI 者阿司匹林负荷剂量 100 ～ 300 mg，此后 100 mg/d 维持；②择期 PCI 者氯吡格雷 300 ～ 600 mg 负荷剂量，此后 75 mg/d 维持；③长期服用 75 mg/d 氯吡格雷者，一旦确定行 PCI，可考虑重新给予 300 ～ 600 mg 负荷剂量；④如术前未行氯吡格雷、阿司匹林预处理，推荐口服氯吡格雷负荷剂量 300 ～ 600 mg、阿司匹林 100 ～ 300 mg；⑤缺血高危患者（既往有支架内血栓病史或置入左主干支架）可考虑选用普拉格雷或替格瑞洛；⑥不推荐择期 PCI 的患者常规应用 GPI，紧急情况下可考虑使用。

抗凝治疗：①术中应用普通肝素 70 ～ 100 U/kg；②如有肝素诱导的血小板减少症，使用比伐芦定［一次性静脉注射 0.75 mg/kg，随后 1.75 mg/（kg·h）维持至术后 3 ～ 4 h］；③依诺肝素 0.5 mg/kg 静脉注射备选。

2. 非 ST 段抬高型急性冠脉综合征（NSTE-ACS）

抗血小板治疗：①无禁忌证者初始口服阿司匹林负荷剂量 100 ～ 300 mg，并长期 100 mg/d 维持。②无禁忌证者在阿司匹林基础上联合 1 种 P2Y$_{12}$ 受体拮抗剂，并至少维持 12 个月。药物选择：a. 无禁忌证、缺血中-高风险的患者，推荐替格瑞洛（负荷剂量 180 mg，维持剂量 90 mg，2 次/天）；b. 不能获得替格瑞洛或普拉格雷或需长期口服抗凝药治疗者推荐氯吡格雷（负荷剂量 600 mg，维持剂量 75 mg/d）；c.需早期行 PCI，首选替格瑞洛，次选氯吡格雷。③紧急情况或发生血栓并发症时，考虑使用 GPI，未知冠状动脉病变的患者，不推荐行 GPI 预处理。

抗凝治疗：① PCI 术中在抗血小板的基础上加用抗凝药物；②综合考虑缺血和出血风险及有效性和安全性，选择使用抗凝药物；③ PCI 开始时，未用其他抗凝剂者，一次性静脉注射普通肝素 70 ～ 100 U/kg，合用 GPI 时，一次性静脉注射普通肝素 50 ～ 70 U/kg；④ PCI 术中使用比伐芦定作为普通肝素合用 GPI 的替代治疗；⑤ PCI 开始时应用肝素抗凝者，可考虑在 ACT 监测下追加肝素（ACT ＞ 225 s）；⑥ PCI 术前使用磺达肝癸钠（2.5 mg/d）者，在 PCI 术中一次性静脉注射普通肝素 85 U/kg，或普通肝素 60 U/kg 合用 GPI；⑦对皮下依诺肝素预处理者，PCI 术中应考虑继续使用依诺肝素，不建议普通肝素和低分子量肝素交叉使用；⑧除非存在其他抗凝指征，PCI 后应停止抗凝治疗。

3. ST 段抬高型心肌梗死（STEMI）

抗血小板治疗：①无禁忌证者推荐尽早使用阿司匹林，负荷剂量为 100 ～ 300 mg，长期 100 mg/d 维持。②无禁忌证者在阿司匹林基础上加一种 P2Y$_{12}$ 受体拮抗剂，并维持至少 12 个月。药物选择：a.无禁忌证者给予替格瑞洛（负荷剂量 180 mg，维持剂量 90 mg，2 次 / 日）；b.无替格瑞洛、普拉格雷或存在禁忌证者选择氯吡格雷（负荷剂量 600 mg，维持剂量 75 mg/d）。③首诊给予 P2Y$_{12}$ 受体拮抗剂。④紧急情况或存在无复流、血栓并发症时使用 GPI。⑤转运行直接 PCI 的高危患者可于 PCI 前使用 GPI。

抗凝治疗：① PCI 术中在抗血小板的基础上加用抗凝药物；②综合考虑缺血和出血风险及有效性和安全性，选择抗凝药物；③常规静脉注射普通肝素 70 ～ 100 U/kg，如合用 GPI，一次性静脉注射普通肝素 50 ～ 70 U/kg；④ PCI 术中使用比伐芦定方法同 SCAD。

4. 特殊人群

（1）糖尿病患者：抗血小板治疗首选替格瑞洛，与阿司匹林联合应用至少 12 个月。

（2）慢性肾脏疾病患者：首选替格瑞洛，且无需调整剂量；在接受透析治疗的患者中使用替格瑞洛经验较少，可选择氯吡格雷。

（3）接受非心脏外科手术患者：应充分权衡外科手术的紧急程度和患者出血及血栓的风险，多学科医生会诊选择优化的抗血小板治疗方案；心脏事件低危患者，术前 5 ~ 7 日停用双抗治疗，术后保证止血充分后尽早重新用药。

（4）CYP2C19 慢代谢型的患者：或血小板功能检测提示有残余高反应者，如无出血高危因素，首选替格瑞洛。

二、其他特殊药物

（1）他汀类药物：对于 ACS 患者无论基线胆固醇水平高低，均应及早服用他汀类，必要时联合依折麦布，使低密度脂蛋白胆固醇 < 1.8 mmol/L。不建议对 ACS 患者 PCI 术前使用负荷剂量他汀类药物。

（2）β 受体阻滞剂：PCI 围术期足量使用 β 受体阻滞剂可以减少并发症及改善患者预后，推荐尽早使用，渐至最大耐受剂量，并长期治疗，必要时加用伊伐布雷定。

（3）血管紧张素转化酶抑制剂（ACEI）或血管紧张素 Ⅱ 受体阻滞剂（ARB）：ACS 患者降压药物首选 ACEI 和 β 受体阻滞剂，合并心力衰竭或心肌梗死后左心室射血分数 < 40% 的患者尽早服用 ACEI；如不能耐受 ACEI，选用 ARB。

（4）钙通道阻滞剂及硝普钠：无复流现象常见急性心肌梗死急诊介入时，可采用替罗非班、钙通道阻滞剂、硝普钠、硝酸酯、腺苷等药物稀释后于冠状动脉注射。

（5）硝酸酯注射剂：硝酸甘油除用于冠状动脉无复流时，还多用于 PCI 术中冠状动脉或桡动脉痉挛。用药时注意补足血容量，密切观察血压变化。

（6）质子泵抑制剂：在接受阿司匹林单药治疗、双联抗血小板治疗或口服抗凝药单药治疗的胃肠道出血高危患者中，建议同时使用质子泵抑制剂。

（7）造影剂肾病的预防：介入治疗前应评估造影剂对肾功能的损害风险。高风险患者包括肾功能不全，年龄＞ 70 岁，糖尿病伴蛋白尿，心力衰竭，肝硬化，肾病综合征，肾毒性药物，高血压，高胆固醇血症，高尿酸血症，多发性骨髓瘤人群；建议优先选择非离子等渗造影剂并于术前水化。

（殷艳蓉）

参考文献

［1］Neumann F J，Sousa-Uva M，Ahlsson A，et al. 2018 ESC/EACTS Guidelines on myocardial revascularization. Eur Heart J，2019，40（2）：87-165.

［2］Eikelboom J W，Connolly S J，Bosch J，et al. Rivaroxaban with or without aspirin in stable cardiovascular disease. N Engl J Med，2017，377（14）：1319-1330.

［3］Bonaca M P，Bhatt D L，Cohen M，et al. Long-term use of ticagrelor in patients with prior myocardial infarction. N Engl J Med，2015，372（19）：1791-1800.

［4］Sabatine M S，Giugliano R P，Keech A C，et al. Evolocumab and Clinical Outcomes in Patients with Cardiovascular Disease. N Engl J Med，2017，376（18）：1713-1722.

［5］中华医学会心血管病学分会介入心脏病学组，中国医师协会心血管内科医师分会，血栓防治专业委员会，等 . 中国经皮冠状动脉介入治疗指南（2016）. 中华心血管病杂志，2016，44（5）：382-400.

［6］郭宏洲，黄榕翀 .2019 ESC 慢性冠状动脉综合征指南解读 . 中国循环杂志，2019，34（S1）：18-23.

第五节 冠状动脉支架内再狭窄

PCI 自 20 世纪 90 年代开展以来，经过几十年的探索与推广，已成为治疗冠心病的重要手段，尤其是药物洗脱支架（DES）的置入使得冠心病患者治疗效果和预后得到极大程度的改善，但尚存在支架内再狭窄（ISR）的难题，在 DES 问世之前，ISR 的发生率高达 20% ～ 40%，在 DES 应用后，仍有 5% ～ 10% 的再狭窄率。ISR 增加心血管不良事件发生率，严重影响患者生活质量，已成为影响患者预后的主要因素之一。

一、ISR 的定义与分型

ISR 是指 PCI 后复查冠状动脉造影发现支架内及其近、远端 5 mm 范围内管腔狭窄程度大于等于原有管腔的 50%，伴或不伴临床症状、主要不良心血管事件等。目前临床上主要采用 Mehran 分型方法将 ISR 分为 4 型：Ⅰ型，局限型狭窄长度 ≤ 10 mm，狭窄位于支架内或边缘部；其又分为 4 个亚型：Ⅰ A 支架连接处或支架间隙的再狭窄；Ⅰ B 支架边缘再狭窄；Ⅰ C 局限于支架体部再狭窄，Ⅰ D 多灶性再狭窄。Ⅱ型，弥漫型：狭窄长度 > 10 mm，狭窄处于支架内。Ⅲ型，增生型：狭窄长度 > 10 mm，且狭窄扩展到支架外。Ⅳ型，闭塞型：支架完全闭塞。其中以Ⅰ型最常见，在首次诊断的 DES 相关 ISR 中发生率超过 60%，其次为Ⅱ型大约占 25%。另外，有一种特殊类型的 ISR，即置入 DES 的冠状动脉节段狭窄程度和长度超过置入支架前，部分学者称之为急进型 ISR。

二、ISR 的发生机制

目前 ISR 的发生机制尚未完全阐明，但多项研究均显示 ISR 是一个多因素多环节介入的复杂病理生理过程，主要包含：①血管内皮损伤与增生；②持续存在的相关炎症反应；③血管平滑肌细胞的迁移与过度增殖；④冠状动脉内急性、亚急性及晚期血栓形成，细胞外基质的重构和肉芽组织的增生；⑤血管弹性回缩及重塑；⑥相关组织细胞凋亡不足。其中内皮损伤是启动因素，炎症反应是关键环节，血管重塑导致 ISR 是最终结果。

三、影响 ISR 的危险因素

ISR 的危险因素主要包括以下几个方面：患者相关因素、病变相关因素、支架相关因素及其他因素。

1. 患者相关因素

（1）年龄：年龄每增加 10 岁，ISR 的风险增加 14% ~ 19%，可见年龄为影响 ISR 的因素。

（2）睡眠呼吸暂停低通气综合征（obstructive sleep apnea hypopnea syndrome，OSAHS）：可能与 ISR 相关。相关原因主要包括：① OSAHS 由于反复缺氧、恢复氧供形成氧化应激，激活中性粒细胞、淋巴细胞等炎性细胞释放炎性因子促使血管组织发生增生性改变。② OSAHS 患者的肾素–血管紧张素–醛固酮系统活性明显增强，血浆内皮素、儿茶酚胺质量和浓度亦明显升高，而血管紧张素、醛固酮、内皮素、儿茶酚胺均参与血管重构。③ OSAHS 通过其所致的高血压、糖脂代谢紊乱及胰岛素抵抗等参与 ISR 病理过程。④ OSAHS 患者夜间反复缺氧导致循环中红细胞代偿性增多，血液黏度增加，血液高凝状态加之术后更多内皮下基质暴露，凝血系统易被激活，这些因素均增加了 ISR 的风险。

（3）生活习惯：临床研究已证实不良生活习惯如吸烟、缺乏运动、高脂饮食等可能与 ISR 的发生相关。Meta 分析显示吸烟可导致 ISR，而术后戒烟可最大限度地避免 ISR 的发生。Niroomand 等研究证实，少量饮酒可以减少 ISR 的发生率。

（4）药物抵抗或过敏：对雷帕霉素及其衍生物和紫杉醇抵抗及对 DES 某部分过敏是引起 ISR 的重要机制。DES 由药物载体、药物、支架平台三部分组成，过敏反应可能由其中某一部分引起。新一代 DES 的聚合物可以生物降解，并通过进一步改进金属合金有望能减少过敏问题。

（5）代谢因素：国内外多项研究已证实 2 型糖尿病是支架置入术后 ISR 发生的独立危险因素，高总胆红素血症可降低 ISR 的发生，而高尿酸、高纤维蛋白原、高脂蛋白 α 血症可增加 ISR 发生的风险。

2. 病变相关因素

ISR 的发生与病变血管的类型、部位、长度、直径及钙化情况等因素密切相关。既往研究已证实左前降支开口处病变 ISR 发生率较高，前降支发生 ISR 的比率明显高于回旋支和右冠状动脉，原发病变血管管径越长，直径越小，冠状动脉病变程度越重者，越容易发生 ISR。

3. 支架相关因素

临床研究证实，置入支架的形状、长度、直径、厚度、数量、是否重叠及术后支架内最小管腔开放直径等是影响 ISR 发生的重要因素。另外，也有研究证实支架断裂与 ISR 存在相关性。

4. 其他因素

介入术者对球囊扩张压力的把握、支架的选择及贴壁是否良好、支架置入前后有无光学相干断层成像技术或血管内超声指导、同一血管近期是否反复 PCI、冠状动脉旁路移植术（CABG）后桥血管内置入支架等因素可能影响 ISR 的发生。血脂（尤其是低密度脂蛋白）升高、血压控制不佳、支架置入后抗血小板及他汀类药物服用不规律也在一定程度上影响 ISR 的发生。此外，有研究显示，遗传因素可能与 ISR 相关。

四、ISR 的防治策略

关于 ISR 目前尚无最佳的治疗策略。目前可供选择的应对方法包括：控制相关危险因素、药物治疗、球囊成形术、再次支架置入（DES 或生物可吸收支架）、斑块旋切术、CABG 及放射治疗、基因治疗等。CABG 因其创伤大，术后恢复慢，目前主要用于多支病变或左前降支开口部病变反复 ISR 患者以及分叉病变尤其是多枚支架置入术后 ISR 等再次介入术治疗难度较大的患者。放射治疗因其风险高、手术难度大且受器械限制现已被弃用。冠状动脉旋切术并不能明显降低 ISR 发生率。下面详细介绍前四种防治策略。

1. 控制相关危险因素

尽量避免或减少 ISR 的危险因素，如戒烟、限酒、健康饮食、适度运动、控制体重，加强宣传教育和相关疾病（包括糖尿病、高血压、高脂血症等）的积极治疗，对于 ISR 风险较高的手术，由手术熟练程度高、经验丰富的术者进行，术中尽可能减少血管内膜损伤，术后积极进行心脏康复减少 ISR 的发生。

2. 药物治疗

（1）有效地抗血小板聚集及调脂治疗是防治 ISR 发生的关键，特别是 DES 置入后。目前常用的抗血小板聚集药物包括：①环氧合酶抑制剂：阿司匹林；②二磷酸腺苷受体拮抗剂：氯吡格雷、替格瑞洛等；③血小板膜糖蛋白 Ⅱ b/ Ⅲ a 受体抑制剂：阿昔单抗等。调脂药物主要指他汀类药物：阿托伐他汀、瑞舒伐他汀等。他汀类药物不仅可以稳定斑块、抗氧化应激、抗炎、抑制平滑肌细胞增殖等，还可阻止和逆转动脉粥样硬化的进展，从而使其在防止 ISR 的发生及干预 ISR 进展中起着不可或缺的作用。

（2）研究证实丹参、川芎嗪、大黄素、疏血通等中医药可以降低 ISR 的发生率，这也为我们防治 ISR 提供了新思路。

3. 球囊成形术

主要包括普通球囊成形术（plain balloon angioplasty，PBA）、切割球囊成形术、药物洗脱球囊（drug eluting balloon，DEB）成形术。PBA 最早用于治疗 ISR，该方法简单易行，但对于弥漫性病变患者其治疗后发生 ISR 概率较高。切割球囊切开狭窄处斑块，同时扩张病变、给予理想的管腔容积，被证明治疗 ISR 有效。与普通球囊相比能减少球囊滑脱导致的血管损伤，显著降低 ISR 发生率。近年来，DEB 的出现为 ISR 的治疗提供了新的选择。其设计理念是将球囊成形技术与药物洗脱技术相结合，借助球囊携带紫杉醇等抗内膜增生的药物，在球囊与血管内膜接触时，短时间内释放药物抑制新生内膜过度增殖，从而防止 ISR 的发生。与置入 DES 相比，

DEB 治疗优势是避免了金属支架的再置入以及没有聚合物载体的存在，明显降低了动脉壁慢性炎性反应及晚期血栓发生率，并缩短了抗血小板治疗疗程，同时为患者保留了必要时的后续治疗条件。因此，DEB 有望成为临床治疗 ISR 的首选介入治疗方式。国外一项比较 PBA、DES 和 DEB 治疗 ISR 的研究发现，采用 DEB 和 DES 治疗的患者，其发生靶病变血运重建（TLR）的风险较采用 PBA 患者明显降低，DEB 和 DES 之间比较大致相仿，与 PBA 和 DES 相比，采用 DEB 患者发生心肌梗死的概率和总死亡率最低。因此，DEB 将在未来 ISR 治疗领域占有重要的一席之地。虽然 DEB 能有效地抑制血管内膜增生，但不能用于处理急性夹层形成及克服血管壁弹性回缩力，后者在 ISR 中起着重要作用。因此，目前 DEB 还不能完全取代 DES，需要在未来不断完善产品的设计和积累更多的临床证据。

4. 再次支架置入

（1）DES 的发展为治疗 ISR 带来了一线曙光。Meta 分析显示，对于 DES 相关 ISR 患者，重复 DES 置入是一种有效的选择。ISARDESI-RE 试验及 RIBS Ⅱ期试验均显示对于 DES 相关 ISR 患者，DES 置入优于 PBA，西罗莫司洗脱支架置入优于紫杉醇洗脱支架置入，即使是局灶型 DES 相关 ISR，再次 DES 置入也具有较大的优势。关于选择何种类型 DES 置入最佳，目前尚不清楚，且选择转换型支架置入策略的证据也不充分。虽然 RIBS Ⅲ期试验结果显示采用转换策略治疗的患者，其 ISR 发生率更低，最小管腔直径更大，主要不良心血管事件（MACE），如心脏性死亡、靶血管血运重建、支架内血栓形成显著减少，但还需要积累更多的临床证据来证实。随着新一代 DES 的诞生，ISR 发生率在一定程度上降低。国外临床研究荟萃分析显示，新一代依维莫司洗脱支架可明显降低 TLR 的风险，与第一代西罗莫司洗脱支架相比，有较大的优势，用于治疗 ISR 不仅安全而且有效。

（2）目前，生物可降解支架（bioresorbable vascular stents，BVS）已成为研究的热点用于 ISR 的治疗。其原理是支撑狭窄闭塞段血管，减少血管弹性回缩，保持管腔血流通畅，达到血运重建，当支架完成机械支撑作用后，自行降解、消失。因其具有可降解及促血管功能恢复的特点，相较 DES 具有更大的优势，主要体现在如下几个方面：

1）支架良性吸收后，自然解剖形态保持，靶血管功能恢复。

2）避免持续刺激引起的炎性反应，降低支架内晚期血栓发生风险，有望缩短服用抗血小板药物时限。

3）使斑块封闭及消退，晚期 MACE 发生率降低。

4）不妨碍再次血运重建（再次 PCI 或 CABG）。

5）与 CT、MRI 等影像学检查兼容。

目前，已有两种 BVS 获得欧洲认证并上市，其中应用较多的是 ABSORB BVS，以左旋多聚乳酸为聚合物，表面覆盖 L- 丙交酯、多聚乳酸和依维莫司混合物。聚乳酸是一种具有良好生物相容性和可降解的聚合物，无毒、刺激性小、强度高、易加工成型，在体内经酶解最终分解成二氧化碳和水，置入体内后 3 ～ 6 个月可完全吸收。ABSORB 队列 A、B 研究及 ABSORBEXTEND 研究都显示了 BVS 置入后血管管腔面积更大并有血管功能的恢复，TLR 率和 MACE 发生率降低，临床结果良好。关于 BVS 与 DES 效果比较的 ABSORB Ⅱ、Ⅲ 随机对照研究结果显示，术后 1 年两组间主要终点无显著差异，但 ABSORB BVS 组复发、加重的心绞痛发生较少，该结果还提示 ABSORB BVS 组支架置入后血栓的发生风险较依维莫司药物洗脱支架组增高，特别是直径＜ 2.25 mm 的小血管发生支架内血栓的情况令人担忧，可能与目前使用的 BVS 骨架较厚、柔韧性欠佳、对操作技术要求高等相关。中国亦有两种 BVS，即心祥支架和 NeoVas，2013 年 9 月，葛均波团队完成了中国自主研发的心祥支架 BVS 置入术。2014 年 7 月，"心祥支架 BVS 确诊性临床试验"启动。旨在评价 BVS 在不同人群和不同病变中应用情况的 ABSORB Ⅳ、ABSORB FIRST、IT-DISSAPEARS 等新研究，目前正在进行中，结果值得期待。

五、展望

ISR 可引起心肌组织长期供血不足，导致心肌细胞不可逆性损伤。一直以来都是心血管领域研究热点，同时也是困扰 PCI 治疗进展的难题。ISR 的发生机制较为复杂，导致 ISR 的因素很多，医疗工作者应在支架选择及置入过程中积极控制可避免的危险因素，同时指导患者合理用药，提高患者的依从性，术后积极地进行心脏康复，对于 ISR 患者应结合实际情况选择最佳治疗策略。随着 ISR 机制的深入研究，血管内成像及材料学研究的进步，相信 ISR 问题终将会得到解决，使其不再成为心血管研究领域的难题。

（王毅）

参考文献

［1］中华医学会心血管病学分会，中华心血管病杂志编辑委员会.经皮冠状动脉介入治疗指南（2009）.中华心血管病杂志，2009，（1）：4-25. doi：10.3760/cma.j.issn.0253 ～ 3758.2009.01.003.

［2］Cutlip，DE，Windecker，S，Mehran，R，et al. Clinical end points in coronary stent trials：a case for standardized definitions. Circulation，2007，17（17）：2344-2351.

［3］Hao PP，Chen YG，Wang XL，et al. Efficacy and safety of drug-eluting stent in patients with acute ST-segment-elevation myocardial infarction：a meta-analysis of randomized controlled trials. Tex Heart Inst J，2010，37（5）：516-524.

［4］Kasaoka，S，Tobis，JM，Akiyama，T，et al. Angiographic and intravascular ultrasound predictors of in-stent restenosis. Journal of the American College of Cardiology，1998，6（6）：1630-1635.

［5］张冠龙，王继群，辛若丹，等.冠状动脉支架内再狭窄的研究新进展.中国老年学杂志，2016，（5）：1264-1267. doi：10.3969/j.issn.1005-9202.2016.05.109.

［6］Annal. Guildford，Helenj. S. Stewart，Christ Ophermorris. Substrate-induced phenotypic switches of human smooth muscle cells：an invitro study of in-stent restenosis activation path ways. Journal of the Royal Society Interface，2011，58（58）：641-649.

［7］李奎，余丹.睡眠呼吸暂停低通气综合征对冠心病患者行经皮冠状动脉介入治疗的疗效影响.岭南心血管病杂志，2016，1：34-37. doi：10.3969/j.issn.1007-9688.2016.01.09.

［8］杜博，赵学忠.冠心病患者支架内再狭窄的危险因素.中国老年学杂志，2015，10：2708-2710. doi：10.3969/j.issn.1005-9202.2015.10.053.

［9］杨珂，王振兴. 冠心病支架内再狭窄中西医研究进展. 中西医结合心脑血管病杂志，2016，3：273-276. doi：10.3969/j.issn.1672-1349.2016.03.014.

［10］Lee Joo Myung，Park Jonghanne，Kang Jeehoon，et al. Comparison Among Drug-Eluting Balloon，Drug-Eluting Stent，and Plain Balloon Angioplasty for the Treatment of In-Stent Restenosis A Network Meta-Analysis of 11 Randomized，Controlled Trials. JACC Cardiovascular Interventions，2015，3（3）：382-394.

［11］Park K.W，Kang S.H，Velders M.A，et al. Safety and efficacy of everolimus-versus sirolimus-eluting stents：A systematic review and meta-analysis of 11 randomized trials. The American Heart Journal，2013，2（2）：241-250.

［12］Alfonso F，Pérez-Vizcayno M.J，Dutary J，et al. Implantation of a drug-eluting stent with a different drug（switch strategy）in patients with drug-eluting stent restenosis：Results from a prospective multicenter study［RIBSIII（restenosis intra-stent：Balloon angioplasty versus drug-eluting stent）］. JACC Cardiovascular Interventions，2012，7（7）：728-737.

［13］Alfonso F，Perez Vizcayno MJ，Hernandez R，et al. A randomized comparison of sirolimus-eluting stent with balloon angioplasty in patients with in-stent restenosis：results of the Restenosis Intrastent：Balloon Angioplasty Versus Elective Sirolimus-Eluting Stenting（RIBS-II）trial. Journal of the American College of Cardiology，2006，11（11）：2152-2160.

［14］Kastratia，Mehillij，Von Beckerathn. Sirolimus-eluting stent or paclitaxel-eluting stent vs balloon angioplasty for prevention of recurrences in patients with coronary in-stent restenosis：a randomized controlled trial. The Journal of the American Medical Association，2005，2（2）：165-171.

［15］Piccolo Raffaele，Galasso Gennaro，Piscione Federico，et al. Meta-Analysis of Randomized Trials Comparing the Effectiveness of Different Strategies for the Treatment of Drug-Eluting Stent Restenosis. The American Journal of Cardiology，2014，9（9）：1339-1346.

第三部分

冠心病介入术后管理

第四章
PCI 术后药物治疗

第一节 PCI 术后抗血小板治疗

冠心病支架置入术后抗血小板治疗主要包括阿司匹林、$P2Y_{12}$ 受体拮抗剂及糖蛋白 II b/ III a 受体抑制剂。

一、相关抗血小板药物概述

1. 阿司匹林

阿司匹林抑制血小板环氧合酶 -1，抑制血栓素 A2 形成，达到抗血小板聚集目的，是抗血小板治疗基石。口服后在小肠上段吸收，3.5 h 血药浓度达峰值。用量：支架置入术后 75 ～ 100 mg 口服，一日一次，饭后服用。不良反应：胃肠道反应，消化道出血（与抗凝药物及可的松类药物同用增加出血风险），少见过敏反应。

禁忌证：出血性疾病；对阿司匹林过敏者可发生消化道溃疡。

2. 氯吡格雷 第二代噻吩吡啶类似物

通过细胞色素 P450 转化为有活性的代谢物，不可逆地抑制血小板 $P2Y_{12}$ ADP 受体，从而起到抗血小板聚集作用。

用量：支架置入术后 75 mg 口服一日一次。起效慢，起效时间 2 ～ 8 h，作用消失时间 7 ～ 10 天。血药浓度在 3 ～ 7 天达稳定状态。患者之间疗效差异较大，多认为是与 CYP2C19 基因相关的不同基因型表现，可分为超快代谢型、快速代谢型、中间代谢型和慢代谢型，亚洲人群中间代谢型及慢代谢型均高于欧美人群，当出现氯吡格雷低反应时，可考虑换用其他 $P2Y_{12}$ 受体拮抗剂（如普拉格雷及替格瑞洛等）。

不良反应：出血，消化道反应，皮疹，眩晕，过敏等。

禁忌证：出血性疾病，消化道溃疡，过敏等。

3. 普拉格雷 第三代噻吩吡啶类似物

与氯吡格雷相似，需要两个代谢步骤来形成其活性代谢物，在胃肠道水解后迅速吸收，水解后代谢产物与 $P2Y_{12}$ 受体拮抗剂迅速结合，抑制血小板聚集。比氯吡格雷起效迅速，作用时间长，但出血风险更高。不适用于冠状动脉解剖不清的 ACS 患者和 PCI 适应证不明确的 ACS 患者，STEMI 除外。

4. 替格瑞洛

可逆性作用于血小板 $P2Y_{12}$ ADP 受体，抑制血小板活化及聚集。与氯吡格雷不同，它对血小板抑制作用可逆，本身具有活性，无需代谢活化，停药后血小板功能迅速恢复。其还可作用于红细胞对腺苷再摄取，增加冠状动脉血流，改善内皮功能等，但也可导致呼吸困难、心动过缓等不良反应。起效迅速，口服 30 min 后即起效。

剂量：90 mg 口服一日两次。

注：与氯吡格雷换用，无出血患者负荷氯吡格雷 600 mg 后，口服 75 mg 一日一次。由氯吡格雷换用替格瑞洛，需负荷替格瑞洛 180 mg。

不良反应：①出血，评估出血风险，出血评分等，对于既往上消化道出血及高龄，建议联用 PPI 类药物。使用过程中，严密监测出血情况。②呼吸困难：多为轻中度呼吸困难，少数为重度呼吸困难，对于有慢性阻塞性肺疾病及哮喘患者慎用。呼吸困难加重或不能耐受时可考虑换用氯吡格雷。③心动过缓：对于病态窦房结综合征、二度三度房室传导阻滞，未予以起搏器植入患者，替格瑞洛经验有限，慎用。④痛风：既往高尿酸血症、痛风性关节炎患者慎用替格瑞洛。

禁忌证：出血性疾病，中-重度肝损害，与强效 CYP43 抑制剂联用。

PLATO 研究对 ACS 亚组入院患者进行分组，74% 的患者接受冠状动脉造影，46% 的患者接受 PCI，5% 的患者接受冠状动脉旁路移植术，替格瑞洛心血管终点事件及死亡率均低于氯吡格雷组，而出血风险无显著差异。

对于慢性肾功能不全患者：CKD 影响血小板聚集，而 CKD 患者凝血功能受限，出血风险较高，因此 CKD 患者缺血及出血风险均高于一般患者。替格瑞洛通过肾代谢及排泄率极低，受肾功能影响小。对于肌酐清除率小于 30% 患者来说，药效及安全性与一般正常患者无统计学差异，对于此类患者，无需调整剂量。PLATO 研究 CKD 亚组分析示，替格瑞洛较氯吡格雷主要终点事件及全因死亡率更低，而出血风险不增加。

5. 其他药物

（1）糖蛋白 II b/ III a 受体抑制剂，通过结合血小板 II b/ III a 受体，抑制血小板聚集。主要静脉给药，多用于支架置入术后血栓负荷较多患者，起效迅速，30 min 起效，半衰期 1.5 ～ 2 h，主要通过肾清除，肾功能不全患者需调整剂量。

（2）磷酸二酯酶抑制剂：西洛他唑及双嘧达莫。对于稳定性冠心病患者研究较少。

二、冠状动脉血运重建后抗血小板药物临床应用

2018 年，欧洲心脏病学会和欧洲心胸外科学会联合发布了《2018 年 ESC/EACTS 心肌血运重建指南》，指南中的双联抗血小板治疗与《2017ESC/EACTS 冠心病双联抗血小板治疗指南》类同。

1. 关于 DAPT 治疗时间长短

（1）首次推荐使用 PRECISE-DAPT 和 DAPT 评分系统来决策 DAPT 时间。对于 PRECISE-DAPT 评分，使用的分图计算分数（分别标记患者每个临床指标数值，然后画一条垂直线到得分轴，得出每个临床指标对应的分数，分值相加后得到中分数）。分值 ≥ 25 建议短期 DAPT（3 ～ 6 个月），分值 < 25 建议标准或长期 DAPT（即 12 ～ 24 个月）。对于 DAPT 评分，将对应指标的正值相加后再减去对应年龄的分值，分值 ≥ 2 建议长期 DAPT（即 30 个月），分值 < 2 建议标准 DAPT（即 12 个月）。

（2）对于 ACS 患者，推荐阿司匹林＋ P2Y$_{12}$ 受体拮抗剂进行 DAPT 12 个月，对于高出血风险（PRECISE-DAPT ≥ 25）者，可考虑 6 个月后停用 P2Y$_{12}$ 受体拮抗剂。可耐受 DAPT 无出血并发症者，推荐阿司匹林＋替格瑞洛（60 mg 2 次 / 日），达 12 个月以上，

优于普拉格雷及氯吡格雷（表 4-1）。

（3）PCI 治疗稳定性冠心病情况下的 DAPT 治疗：稳定性冠心病 PCI 术后患者，DAPT 方案可为阿司匹林＋氯吡格雷 6 个月，生物可吸收支架 DAPT 12 个月；若为高出血风险患者，DAPT 3 个月，仍出现安全性问答可考虑减为 1 个月；若为高栓塞风险，可耐受 DAPT，建议疗程延长至 6 ～ 30 个月（表 4-2）。

2. P2Y$_{12}$ 受体拮抗剂选择与给药时机

对于 P2Y$_{12}$ 受体拮抗剂应在 PCI 后尽早使用。目前常用的 DAPT 组合是阿司匹林＋氯吡格雷，阿司匹林＋替格瑞洛，阿司匹林＋普拉格雷。

3. 双联抗血小板治疗中减少出血的措施

PCI 术后出血事件可增加死亡率及发病率，因此我们应该采取措施减少出血事件，包括识别出血风险，入路的选择，药物治疗剂量，使用 PPI 类药物，选择合适的 P2Y$_{12}$ 受体拮抗剂。

（1）DAPT 中阿司匹林应用：无论是单一应用，还是与 P2Y$_{12}$ 受体拮抗剂联合使用，低剂量的阿司匹林（≤ 100 mg 每天）相对高剂量的阿司匹林出血风险降低。阿司匹林 30 ～ 50 mg 能够完全

表 4-1　ACS 患者 DAPT 治疗推荐

推荐	推荐类别	证据等级
对于冠状动脉支架置入 ACS 患者，建议在阿司匹林基础上加用 P2Y$_{12}$ 受体拮抗剂 DAPT 治疗 12 个月，高出血风险（PRECISE-DAPT ≥ 25）除外	I	A
对于 ACS 患者中出血风险高（PRECISE-DAPT ≥ 25）者，可考虑 DAPT 6 个月后停用 P2Y$_{12}$ 受体拮抗剂	II a	B
使用生物可吸收支架治疗 ACS 患者应至少考虑使用 DAPT 12 个月	II a	C
对于可耐受 DAPT 而无出血并发症的 ACS 患者，可考虑持续使用 DAPT 超过 12 个月	II b	A
无出血并发症的 MI 和高缺血风险患者，在阿司匹林基础上使用替格瑞洛（60 mg 2 次 / 日）超过 12 个月可能优于氯吡格雷或普拉格雷	II b	B

表 4-2 经 PCI 治疗的稳定性冠心病患者的 DAPT 治疗推荐

推荐	推荐类别	证据等级
对于支架置入术后稳定性冠心病患者，不论支架类型，推荐阿司匹林＋氯吡格雷 DAPT 6 个月	I	A
出血风险高的稳定性冠心病患者（PRECISE-DAPT ≥ 25），DAPT 至少应用 3 个月	IIa	B
药物洗脱球囊治疗的稳定性冠心病患者，DAPT 至少 6 个月	IIa	B
生物可吸收支架治疗的稳定性冠心病患者，可考虑 DAPT 12 个月	IIa	C
可以耐受 DAPT 且无出血并发症，出血风险低而血栓风险高，继续使用阿司匹林联合氯吡格雷的 DAPT 至少长于 6 个月，而短于 30 个月	IIb	A
对于 3 个月 DAPT 存在安全隐患的稳定性冠心病患者，可考虑 1 个月 DAPT	IIb	C

灭活血小板环氧合酶 -1，抑制血栓素生成。而高剂量的阿司匹林（≥ 300 mg）可以降低替格瑞洛的效果。DAPT 中最大限度预防缺血性事件，并降低出血风险的阿司匹林最佳剂量范围为 75 ～ 100 mg（表 4-3）。

（2）血小板功能检测和基因检测：除了在具有反复出血不良事件的患者，血小板功能检测及基因检测可改变治疗策略外，血小板功能检测和基因检测不推荐用于接受 DAPT 的稳定患者。

（3）质子泵抑制剂和 DAPT：胃肠道出血是最常见的双联抗血小板治疗的并发症。大量随机对照试验显示 PPI 类可减少接受阿司匹林治疗的高危患者的胃肠道出血的复发率。既往颅内出血或持续性出血是普拉格雷和替格瑞洛的常见禁忌证，而年龄在 75 岁或体重小于 60 kg 患者慎用普拉格雷，对于既往脑卒中或 TIA 患者推荐应用氯吡格雷而非普拉格雷。血小板反应活性低是大出血的风险标志，普拉格雷、替格瑞洛及氯吡格雷之间可以相互更换（图 4-1）。

表 4-3　DAPT 中减少出血推荐		
推荐	推荐类别	证据等级
桡动脉造影优于股动脉造影	I	A
DAPT 中，推荐 75 ～ 100 mg 阿司匹林	I	A
DAPT 中，推荐联用 PPI 类药物	I	B
不建议在支架置入前进行常规的血小板功能检测以调整抗血小板治疗	III	A

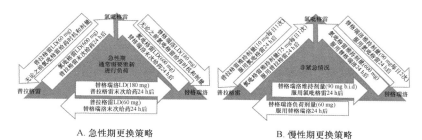

A. 急性期更换策略　　　　　B. 慢性期更换策略

图 4-1　普拉格雷、替格瑞洛及氯吡格雷更换策略。
LD，负荷剂量

（闫莉）

参考文献

［1］Scott SA，Sangkuhl K，Stein CM，et al. Clinical pharmacogenetics implementation consortium guidelines for CYP2C19 genotype and clopidogrel therapy：2013 update. Clin Pharmacol Ther，2013，94（3）：317-323. DOI：10.1038/elpt.2013.105.

［2］Gurbel PA，Bliden KP，Butler K，et al. Randomized double-blind assessment of the ONSET and OFFSET of the antiplatelet effects of ticagrelor versus clopidogrel in patients with stable coronary artery disease：the ONSET/OFFSET study. Circulation，2009，120（25）：2577-2585. DOI：10.1 161/CIRCULATIONAHA.109.912550.

［3］Lindholm D，Varenhorst c，Cannon CP，et al. Ticagrelor vs clopidogrel in patients with non-ST-elevation acute coronary syndrome with or without revascularization：results from the PLATO trial. Eur Heart J，2014，35（31）：2083-2093. DOI：10.1093/eurheartj/ehul60.

[4] James S, Budaj A, Aylward P, et al. Ticagrelor versus clopidogrel in acute coronary syndromes in relation to renal function: result from the Platelet Inhibition and Patient Outcomes (PLATO) trial. Circulation, 2010, 122 (11): 1056-1067. DOI: 10.1161/CIRCULATIONAHA.109.933796.

[5] Marco Valgimigli. ESC Scientific Document Group, ESC Committee for Practice Guidelines (CPG), ESC National Cardiac Societies.2017 ESC focused update on dual antiplatelet therapy in coronary artery disease developed in collaboration with EACTS: The Task Force for dual antiplatelet therapy in coronary artery disease of the European Society of Cardiology (ESC) and of the European Association for Cardio-Thoracic Surgery (EACTS). Eur Heart J, 2018, 39 (3): 213-260.

[6] Steg PG, Huber K, Andreotti F, et al. Bleeding in acute coronary syndromes and percutaneous coronary interventions: position paper by the Working Group on Thrombosis of the European Society of Cardiology. Eur Heart J, 2011, 32: 1854-1864.

[7] Lai KC, Lam SK, Chu KM, et al. Lansoprazole for the prevention of recurrences of ulcer complications from long-term low-dose aspirin use. N Engl J Med, 2002, 346: 2033-2038.

第二节 PCI 术后血小板减少症的管理

PCI 术后血小板减少（decline in platelet count，DPC）是死亡、出血事件和心肌梗死的独立危险因素。血小板减少症（thrombocytopenia，TP）有两个诊断标准，一是血小板计数阈值 $< 100 \times 10^9/L$，二是血小板计数阈值 $< 150 \times 10^9/L$ 或较基线下降 50% 以上。早期的大部分试验以 $< 100 \times 10^9/L$ 为诊断标准，此时血小板减少症的发生率仅为 2.4% ～ 3.9%。CRUSADE 研究则应用了第二个诊断标准，结果发现该病发生率可达 13% ～ 13.6%，但因为存在一些假阳性结果从而减低了特异度和阳性预测值。

一、TP 对临床预后的影响

TP 是大出血和病死率的独立预测因子。ACUITY 研究发现，轻度 TP 是 30 天内患者大出血发生的独立预测因子，中度和重度 TP 是患者 1 年死亡率的独立预测因子；CRUSADE 研究发现，TP 与心力衰竭、心源性休克及卒中风险的增加密切相关；在 GRACE 研究中，TP 与受试者再梗死、卒中、大出血及输血发生率增高有关。

TP 在 PCI 术后很常见。PCI 术后 TP 的及时发现对心内科医生的长期抗血小板治疗方案有重大影响。因此，及时诊断和正确处理此类并发症的发生就显得至关重要。PCI 术后发现 TP 后我们应该根据不同的临床表现及实验室检查结果对患者的病情进行进一步的评估及采取不同的治疗对策。

二、TP 的危险因素

在 ACUITY 研究中，DPC 的危险因素包括高龄、男性、既往 CABG 病史、受损肌酐清除率、低初始血小板数值、陈旧性心肌梗死等。CRUSADE 研究中 DPC 的危险因素包括低体重指数、心力衰竭、入院时心动过速、心电图 ST 段压低、肾功能受损、低初始血小板数值、经历 PCI 或心导管检查。综上，整体而言，PCI 术后 TP 的危险因素包括高龄、肾功能不全、基础血小板数值低、PCI 结局不良及低体重等。

根据患者的血小板计数减少程度评估出血风险。轻度：血小板计数（50～100）×10^9/L，只在外伤后出血；中度：血小板计数（25～50）×10^9/L，尚无广泛出血；重度：血小板计数（10～50）×10^9/L，广泛出血，外伤处出血不止；极重度：血小板计数＜10×10^9/L，自发性出血不止，危机出血（包括颅内出血）。同时，根据血小板计数减少程度的不同可分为≤10%、10%～24%、25%～49%、≥50%（见图 4-2）。

当血小板计数减少程度＞25%时，发生死亡、出血事件和心肌梗死（MI）明显增多，如何应对 PCI 术后 TP 成为重中之重。当 PCI 术后 TP 发生后首先做到如下几方面。

1. 再次确定基础血小板计数

如术后发现 TP，应立即进行血小板计数复查。

2. 寻找 TP 原因

（1）假性 TP（体外接触抗凝剂）。

（2）抗凝、抗血小板药物诱发：如肝素、阿司匹林、氯吡格雷和糖蛋白（GP）Ⅱb/Ⅲa 受体抑制剂等诱发的 TP。

（3）器械诱发 TP：主动脉内球囊反搏（IABP）等。

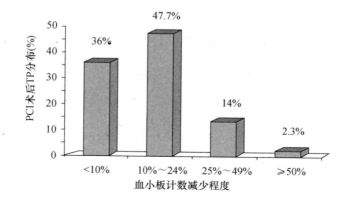

图 4-2　PCI 术后 TP 分布情况

（4）稀释性 TP：输液、失血。

（5）基础血小板计数减少。

三、PCI 术后 TP 的常见原因分析与治疗决策

PCI 术后 TP 的常见原因有三种，包括假性 TP、药源性 TP（肝素、GP Ⅱ b/ Ⅲ a 受体抑制剂、噻吩并吡啶及其他药物）和 IABP 所致。

（一）假性 TP

PCI 围术期出现 TP 首先要排除假性 TP，更确切地说是抗凝剂引起的假性 TP。血小板在体外接触抗凝剂，如乙二胺四乙酸（EDTA）将发生聚集或被粒细胞吸附（卫星现象），这种聚集物不能被全自动血液分析仪所识别，造成血小板计数下降和白细胞增多。换用枸橼酸抗凝后这种 EDTA 引起的血小板聚集将消失。诊断抗栓药物相关的真性 TP 前应首先排除假性 TP，以免过早、错误地停用抗栓药物。

（二）药源性 TP

1. 肝素诱导的 TP（heparin-induced thrombocytopenia，HIT）

（1）定义：HIT 为使用肝素后发生的以 TP 为特征的并发症，其主要由血小板第 4 因子（platelet factor 4，PF4）和肝素形成的 PF4/ 肝素复合物抗体所引起，临床上可分为 Ⅰ 型和 Ⅱ 型。Ⅰ 型较为常见，即非免疫介导的 HIT，多表现为轻度 TP，血小板计数多大于 100×10^9/L，且可自行恢复，常无临床症状。Ⅱ 型为自身免疫反应介导的 TP 和血小板活化，发生于初次接触肝素的第 5 ～ 14 天，伴有严重的 TP，其主要并发症并非出血，而是血栓形成，临床可发生广泛的动、静脉血栓形成，易危及生命。Ⅱ 型 HIT 的发病机制是存在于血小板 α - 颗粒、血小板和内皮细胞表面的血小板第 4 因子（PF4）与肝素结合后构象发生改变，暴露出新的抗原决定簇，成为免疫原，产生抗肝素 -PF4 抗体，也称为 HIT 抗体。IgG 型的 HIT 抗体通过与血小板上 Fc γ Ⅱ a 受体结合激活血小板，释放出具

有促凝作用的微颗粒。HIT 抗体也可与单核细胞相互作用，使单核细胞释放组织因子。微颗粒和组织因子的释放引发过多凝血酶的生成，引起血栓形成，并消耗血小板，致血小板计数减少。临床上所提到的 HIT 多特指免疫介导的 Ⅱ 型 HIT。

（2）分型：根据应用肝素后发生 TP 的时间可以将 HIT 分为经典型、速发型和迟发型。经典型 HIT 特征性的血小板计数降低一般发生于初始给予肝素后的 5 ～ 10 日。速发型 HIT 指的是血小板计数在应用肝素 24 h 内突然下降，此型发生于近期曾应用过肝素（1 ～ 3 个月）的患者（存在 HIT 抗体）。偶尔，在停用肝素后长达 3 周时仍发生血小板减少（迟发型 HIT）。虽然 TP 是 HIT 最常见的临床表现，但高达 25% 的 HIT 患者在发生 TP 之前已经发生了血栓形成。60% 的 HIT 患者的 TP 发生在 HIT 相关血栓形成同时或之后。值得一提的是，心血管手术术后患者 HIT 抗体的阳性率为 20% ～ 61%，然而 90% 以上的 HIT 抗体阳性患者并不发生 HIT，且仅有 1% ～ 2% 的患者表现为临床 HIT。

（3）诊断：Ⅱ 型 HIT 的诊断：①应用肝素前，血小板计数正常（ $> 120 \times 10^9$/L）。②应用肝素 5 日内血小板进行性降至（60 ～ 100） $\times 10^9$/L 以内，且较应用前下降 $\geq 50\%$。③血小板计数较应用肝素前下降 $\geq 30\%$，并伴有急性血栓形成。④ HIT 抗体阳性。⑤停用肝素后血小板计数恢复正常。⑥排除其他引起血小板减少的原因。

目前国内外 HIT 的实验室监测尚不能普遍开展，故临床诊断仍是最重要的诊断方法。在 HIT 的临床评估中，目前最常用的临床诊断方法为 4Ts 评分系统：4Ts 评分根据 TP、血小板计数降低发生的时间（timing）、血栓形成（thrombosis）和是否有引起 TP 的其他原因（other explanations）这 4 方面来对发生 HIT 的可能性进行评估。4Ts 中的每项最高积 2 分。积分累计在 6 ～ 8 分为 HIT 高度可能，4 ～ 5 分为 HIT 中度可能，≤ 3 分为 HIT 低度可能。荟萃分析表明，4Ts 评分系统敏感度高，低度可能的阴性预测值为 99.8%，基本可排除 HIT。但 4Ts 评分系统的特异度有限，中度可能和高度可能的阳性预测值分别仅为 14% 和 64%，即并不能肯定存在 HIT，需要 HIT 抗体检测等其他方法辅助诊断。尽管如此，4Ts 评分在 HIT 的诊断中仍起着十分重要的作用。

（4）实验室检测：有多种实验室检测方法可用于诊断 HIT。根据检测终点可将这些检测方法划分为 2 大类：①抗原方法检测 HIT 抗体；②血小板功能检测。抗原检测最常用的方法是酶联免疫吸附测定法（ELISA）和微粒凝胶免疫测定法。但这些抗原方法并不能检测出仅引起临床 HIT 的抗体，所以特异度仅为中等。与此相比，功能测定例如血小板血清素释放试验（SRA）和肝素诱导的血小板聚集试验（HIPA），由于仅检测激活血小板的抗体，故对 HIT 的诊断具有很高的敏感度和特异度。

现一般认为 SRA 和 HIPA 是检测 HIT 的金标准，但仅有少数中心可以做此两项检查。因而，大部分医院仍在使用 ELISA 方法。ELISA 敏感度和特异度存在较大差异，由于可检测到非致病性抗体而有可能过度诊断 HIT。仅检测 IgG 抗体的 ELISA 方法对诊断 HIT 更为特异（IgM 和 IgA 抗体不可能引起 HIT）。须说明的是，HIT 抗体检测只是反映体内是否存在 HIT 抗体，并不能取代 4Ts 评分等临床诊断方法，两者在 HIT 诊断中的作用是互补的。根据文献报道和我们的研究结果，若患者 4Ts 评分为低度可能，可基本除外 HIT。若 4Ts 评分为高度可能，而抗体阳性，可诊断 HIT。若 4Ts 评分为中度可能，抗体阳性且所用检测方法能除外非致病性 IgA 或 IgM 型抗体，可基本诊断 HIT。总之，由于 HIT 是一临床病理综合征，目前尚无统一的明确的诊断标准，应根据临床表现、4Ts 评分并结合实验室检测做出诊断。

（5）HIT 的治疗：HIT 越早治疗预后越好，一方面应切忌一味等待 HIT 抗体等检测结果而贻误最佳治疗时机，而另一方面又要避免过度治疗。目前比较一致的意见是若 4Ts 评分提示为 HIT 低度可能（0～3 分），患者应推论不存在 HIT，可以一边继续使用肝素，一边排查其他导致 TP 的原因。当 4Ts 评分提示为 HIT 中度（4～5分）和高度可能（4～5 分）时，无论是否伴有血栓栓塞，都应立即停用任何形式的肝素，换用其他抗凝药物行抗凝治疗，使用ELISA 检测 HIT 抗体并给予阿加曲班治疗。口服直接凝血酶抑制剂和口服因子Ⅹa 直接抑制剂是否可替代静脉直接凝血酶抑制剂用于

HIT 的治疗尚待进一步的临床研究证实。ELISA 结果为阳性的患者应进一步行 SRA 加以确诊。SRA 结果为阳性的患者应继续给予磺达肝癸钠、比伐芦定或阿加曲班治疗，而 SRA 结果为阴性的患者应重新开始肝素治疗。应于 24 h 内完成 HIT 实验室检测结果。

2. 血小板膜糖蛋白 Ⅱb/Ⅲa（GPⅡb/Ⅲa）受体抑制剂诱导的血小板减少症（GIT）

引起药源性 TP 的另一重要原因为 GIT。目前 FDA 批准应用的 3 种静脉制剂阿昔单抗、依替巴肽和替罗非班均可引起 TP，尤其是使用阿昔单抗，TP 发生率为 2% ～ 3%，显著的 TP（< $50×10^9$/L）发生于不到 1% 的患者，也可见到极度血小板减低患者（< $10×10^9$/L）。在 RESTORE 研究和 PRISM-PLUS 研究中，替罗非班组 TP 发生率分别为 1.1% 和 1.9%，其中重度分别为 0.2% 和 0.5%。严重 TP 可在用药后几小时（早发）至几周内（迟发）出现，停用替罗非班 24 ～ 120 h 后血小板计数可恢复正常。发生机制尚未完全阐明，目前认为主要与免疫反应有关。GPⅡb/Ⅲa 受体与配体（纤维蛋白原）结合后，其膜外部分构象改变，表达新的抗原（新的抗原决定簇），又称配体诱导的结合位点（LIBS）。循环中的抗体结合到这些表达位点（或到非修饰过的受体）可能是 TP 的原因。

3. 阿司匹林相关 TP

阿司匹林作为 PCI 围术期抗栓治疗的基石，在冠状动脉血栓事件防治中起重要作用，2018 年加拿大心血管学会（CCS）/ 加拿大介入心脏病学会（CAIC）再次强调了抗血小板聚集在 PCI 患者中的重要性。然而，TP 的可能性也随之而来。阿司匹林致 TP 的机制有：①免疫抑制，阿司匹林作为半抗原药物与血浆中血小板结合形成抗原，导致血小板抗体产生形成药物血小板复合物，附着于血小板膜上，使血小板在巨噬细胞系统内被破坏；②药物对血小板的毒副作用。阿司匹林能抑制前列环素合成，使血小板环氧合酶发生不可逆的乙酰化。阿司匹林剂量与 TP 相关性不大。对服药期间有皮肤紫癜、鼻衄、牙龈出血等症状者应密切观察血小板数量。

4. 氯吡格雷相关 TP

2016 年美国心脏协会（AHA）/ 美国心脏病学会（ACC）关

于冠心病患者双联抗血小板治疗指南指出：PCI 术后双联抗血小板治疗可降低心肌梗死及支架内血栓形成等主要不良心脏事件的发生率。氯吡格雷为 PCI 术后的常用双联抗血小板聚集药物之一，能选择性抑制 ADP 与血小板受体结合，有效抑制血小板激活和聚集。氯吡格雷引起的 TP 表现为单纯 TP（发生率为 0.2% ~ 0.6%）和血栓性血小板减少性紫癜（TTP，发生率为 0.02%）。后者多发生在氯吡格雷应用后 2 周之内，也有报道发生在服用该药后 1 年。特征性表现为：DPC、微血管病性溶血性贫血、肾功能改变、神经系统症状和发热。病理表现为，小动脉和毛细血管内血小板血栓形成。5% 的 TTP 患者出现心绞痛，但病理研究证实大于 50% 的 TTP 患者心脏受累，可以表现为心搏骤停，猝死以及急性、亚急性和晚期支架内血栓形成。服用氯吡格雷的患者出现贫血和 DPC，同时白细胞正常则要高度怀疑 TTP。出现微血管病性溶血性贫血（外周血出现红细胞碎片、血清乳酸脱氢酶和间接胆红素升高、库氏试验阴性）进一步支持 TTP 的诊断，但并不特异。诊断时应排除可能引起这些临床表现的其他疾病，如败血症、播散性肿瘤、恶性高血压以及弥散性血管内凝血（DIC）。

PCI 患者如怀疑氯吡格雷引起的严重 DPC 或 TP，应首先停用氯吡格雷，同时评估患者的血栓形成风险，改用其他的抗栓药物。血浆置换是 TP 治疗的最有效方法，可以去除引起蛋白样模体的解整链蛋白金属蛋白酶（ADAMTS）活性降低的抗体，同时补充新的 ADAMTS，其疗效已经得到临床研究证实。冷沉淀和新鲜冰冻血浆输注也不失为治疗 TP 的有效途径。有研究发现一些免疫抑制剂，如糖皮质激素、利妥昔单抗、环磷酰胺、长春新碱、环孢素也可能有效，但尚需临床试验证实。

（三）主动脉内球囊反搏相关 TP

主动脉内球囊反搏（IABP）相关 TP，常发生于置入后 5 ~ 7 天，与球囊搏动破坏血小板有关：IABP 应用于 PCI 术后血流动力学不稳定的患者，它对血小板的破坏，导致血小板降低也是 PCI 术后血小板减少的一个常见原因，但血小板计数一般大于 $50 \times 10^9/L$，待生命体征稳定后尽早移除 IABP，移除后血小板可在 2 ～ 3 天内恢复基线水平。IABP 相关 TP 的诊断首先要注意排除 HIT、替罗非班相关 TP 及其他药源性 TP。另外，IABP 相关 TP 通常在使用 IABP 后 3 ～ 4 天血小板计数达到最低值，降幅通常不超过 33%。

　　不同病因所致 TP，治疗原则不同，取决于两个因素：①血小板减少水平及发生急缓程度。②是否并发出血及出血的严重程度。临床高度疑诊 HIT 者，应立即停用肝素类抗凝药物，血小板严重减少及出血风险高者应停用抗血小板药物，主要治疗目标在于降低血栓形成风险，不主张输血小板，因可使病情加重。推荐应用非肝素类抗凝剂预防血栓形成，包括达那肝素（Ⅰ类推荐，B 级证据）、来匹卢定（Ⅰ类推荐，C 级证据）、阿加曲班（Ⅰ类推荐，C 级证据）、磺达肝癸钠（Ⅱ类推荐，C 级证据）和比伐芦定（Ⅱ类推荐，C 级证据）。GIT 者应立即停用 GP Ⅱ b/ Ⅲ a 受体抑制剂，重度 TP 及有出血并发症者应停止抗凝和抗血小板治疗，输血小板。

（常凤军）

参考文献

[1] Sharma A，Ferguson C，Bainey KR. Thrombocytopenia in acute coronary syndromes：etiologies and proposed management. Can J Cardiol，2015，31：809-811.

[2] Rizvi MA，Kojouri K，George JN. Drug-induced thrombocytopenia：an updated systematic review. Ann Intern Med，2001，134：346.

[3] Cuker A，Gimotty PA，Crowther MA，et al. Predictive value of the 4Ts scoring system for heparin-induced thrombocytopenia：a systematic review and meta-analysis. Blood，2012，20（20）：4160-4167.

[4] Arepallyg M，Hursting M J. Platelet factor 4/heparin antibody（IgG/M/A）in healthy subjects：a literature analysis of commercial immunoassay results. J Thromb Thrombolysis，2008，26（1）：55-61.

[5] Linkins LA，Dans AL，Moores LK，et al. Treatment and prevention of heparin-induced thrombocytopenia：Antithrombotic Therapy and Prevention of Thrombosis，9th ed：American College of Chest Physicians Evidence-Based Clinical Practice Guidelines. Chest，2012，141：e495S-530S.

[6] Warkentin TE，Sheppard JA，Horsewod P，et al. Impact of the patient

population on the risk for the heparin-induced thrombocytopenia. Blood,
2000, 96（5）: 1703-1708.

[7] Huxtable LM, Tafreshi MJ, Rakkar AN. Frequency and management
of thrombocytopenia with the glycoprotein Ⅱb/Ⅲa receptor antagonists. Am J
Cardiol, 2006, 97: 426-429.

[8] Said SM, Hahn J, Schleyer E, et al. Glycoprotein Ⅱb/Ⅲa inhibitor-induced
thrombocytopenia: diagnosis and treatment. Clin Res Cardiol, 2007, 96:
61-69.

[9] Jacob S, Dunn BL, Qureshi ZP, et al. Ticlopidine-, clopidogrel-, and
prasugrel-associated thrombotic thrombocytopenic purpura: a 20-year review
from the Southern Network on Adverse Reactions（SONAR）. Seminars in
Thrombosis and Hemostasis, 2012, 38: 845-853.

[10] Roy SK, Howard EW, Panza JA, et al. Clinical implications of thrombocytopenia
among patients undergoing intra-aortic balloon pump counterpulsation in the
coronary care unit. Clin Cardiol, 2010, 33: 30-35.

第三节 PCI 术后抗凝治疗

PCI 术显著改善了 ACS 患者的预后。目前，欧美及中国指南均推荐 ACS 急性期应给予抗凝治疗且多为 I 类推荐，然而抗凝治疗的选择时机和时程等仍存在诸多争议和亟需解决的临床问题。同时，新型口服抗凝药的出现有望为 ACS 的抗栓策略提供新的选择。

一、直接凝血酶抑制剂

凝血酶在凝血过程中具有重要作用，纤维蛋白原通过与凝血酶相结合，水解为纤维蛋白单体，后者相互交联最终形成血栓的共价结构。同时，凝血酶是有效的血小板激活剂，可通过蛋白激酶受体 1 和 4 强有力地激活血小板。直接凝血酶抑制剂通过特异性地抑制凝血酶活性，破坏上述过程，最终阻断凝血瀑布最终环节。

1. 达比加群酯

系一种可逆的、强效的直接凝血酶抑制剂。它作为达比加群的前体药物，血清酯酶及肝酶能将其快速转化为达比加群。RELY 试验认为心肌梗死合并心房颤动患者同时服用达比加群酯和华法林可增加不良事件发生风险。一项荟萃分析试验显示直接凝血酶抑制剂与华法林相比增加了心肌梗死风险。上述研究表明，在 ACS 合并心房颤动的患者同时使用达比加群酯及华法林可增加危险事件发生率，即使单独使用达比加群酯发生心肌梗死风险也较华法林高，在治疗 ACS 合并心房颤动患者时使用达比加群酯需慎重。

2. 比伐芦定

是人工合成的可逆性的直接凝血酶抑制剂，是一个含 20 个氨基酸的多肽，与游离型或结合型的凝血酶催化位点和底物识别位点发生特异性结合，直接抑制凝血酶活性。与肝素相比，比伐芦定的优势在于：①可灭活纤维蛋白结合的、游离状态凝血酶，从而无肝素抵抗现象；②不与血浆蛋白相结合，半衰期较短；③对凝血酶抑制是可逆的，无需实验室监测。

早期的 REPLACE-2、ACUITYHORIZONS-AMI 及 EUROMAX 研究均证实，比伐芦定较普通肝素具有更低的出血风险且不增加缺血风险。早期的欧美指南对于比伐芦定在 PCI 中的应用也多为Ⅰ类推荐。然而，HEAT PPCI 和 VALIDATE SWEDEHEART 研究的发布对比伐芦定在 PCI 术中的应用提出了质疑。HEAT PPCI 研究发现，与急性 ST 段抬高型心肌梗死直接 PCI 术中单用普通肝素相比，比伐芦定不减少主要出血风险，反而显著增加缺血事件（主要是急性支架内血栓风险显著增高）。VALIDATE SWEDEHEART 研究显示与使用普通肝素的心肌梗死患者相比，使用比伐芦定的患者在 180 天的缺血及出血终点方面均无显著差异。然而上述研究对比伐芦定术后抗凝剂量和时程均未明确推荐。由于比伐芦定的半衰期短，PCI 术后停药可能是造成急性支架内血栓形成的主要原因。BRIGHT 研究及近期发表的荟萃分析提示，PCI 术后延时应用比伐芦定可有效减少急性支架内血栓形成。新近发表的 MATRIX 亚组研究结果显示，PCI 术后高剂量比伐芦定较低剂量或无比伐芦定显著降低净临床事件风险。对于拟行 PCI 且出血风险为中、高危的 ACS 患者，术中选用比伐芦定抗凝更安全。对于肝素诱导的血小板减少症患者，PCI 术中亦推荐使用比伐芦定，但术后不强调高剂量维持应用。

3. 阿加曲班

阿加曲班是高选择性凝血酶抑制剂，能直接与凝血因子Ⅱa 结合，灭活循环中游离的、与纤维蛋白结合的凝血酶，间接抑制凝血酶产生，从而发挥抗凝作用。多项前瞻性队列研究证实了阿加曲班在大多数患者围术期中的疗效满意，但在 PCI 术中应用的经验非常有限。

二、Xa 因子抑制剂

凝血因子 Xa（FXa）为内源及外源凝血共同途径。FXa 在钙离子参与下与 FVa 结合形成凝血酶原复合物后，使得凝血酶原激活。直接 Xa 因子抑制剂通过抑制上述过程，阻断凝血酶原转化为凝血酶，影响凝血途径，发挥抗凝作用，但其对已形成的凝血酶无明显影响。

1. 利伐沙班

为一种直接 Xa 因子抑制剂，因其不能直接作用于凝血酶，所以不能通过抑制原凝血酶分子影响凝血功能。食物不影响利伐沙班在胃肠道的吸收，它含有双重清除方式，其中 2/3 通过肝代谢，1/3 通过肾排泄。利伐沙班低剂量联合阿司匹林或阿司匹林＋氯吡格雷或噻氯匹定，在欧盟已被批准用于 ACS 二级预防治疗。

2. 阿哌沙班

系一种高效的直接 Xa 因子抑制剂。APPRAISE 研究评价了 ACS 患者发病后 7 日内使用阿哌沙班的抗凝效果。结果显示阿哌沙班可减少缺血性事件，但呈剂量依赖性地增加了出血风险。APPRAISE-2 研究表明阿哌沙班增加了颅内出血和致命性出血的发生率。在 ACS 患者治疗中，阿哌沙班增加大出血的发生率，未能明确减少常见缺血事件，所以对于其在 ACS 治疗中使用剂量仍需进行进一步的研究认证。

3. 磺达肝癸钠

磺达肝癸钠是人工合成的选择性 Xa 因子抑制剂，与抗凝血酶亲和力较高，灭活 Xa 因子活性强，个体差异较小，半衰期为 15 h，无需实验室监测。研究表明，磺达肝癸钠能有效降低 ACS 患者短期的缺血事件，并显著降低出血风险；但在该研究的 PCI 亚组中，磺达肝癸钠组 PCI 中血栓发生率明显高于依诺肝素组。OASIS-6 研究纳入了 12 092 例 STEMI 患者，在发病 12 ～ 24 h 内随机给予磺达肝癸钠或常规治疗（普通肝素或安慰剂）。结果显示，与常规治疗相比，磺达肝癸钠能降低 STEMI 患者的死亡和再梗死风险，但在接受 PCI 治疗的亚组中，磺达肝癸钠组的导管内血栓和急性血栓并发症有所增加。

三、间接凝血酶抑制剂

1. 普通肝素

普通肝素主要是通过同抗凝血酶Ⅲ的 δ 氨基赖氨酸残基相结合而形成肝素凝血酶Ⅲ复合物，使凝血酶Ⅲ灭活凝血因子速度加快，以达到抗凝效果。普通肝素在 PCI 抗栓治疗中占重要位置，但其也存在一定局限性：①抗凝活性依赖于与抗凝血酶的结合；②不能灭活凝血酶原复合物中的 Ｘa 及纤维蛋白或内皮表面结合的 Ⅱa；③不能结合凝血块已结合的凝血酶；④与血小板释放的血小板 4 因子结合引起的肝素抗凝效应个体差异大。因此，在普通肝素的使用过程中，需监测活化凝血时间来调整用药。近年来，不断涌现的新型抗凝药物以及循证研究，使得 PCI 围术期抗凝治疗有了更多的选择。

2. 低分子量肝素

相较于普通肝素，其半衰期较长，且同血浆蛋白的结合十分少，抗凝血因子 Ｘa 效果强，生物利用度也较高，个体间差异小，对普通肝素的局限性进行了补充。相较于普通肝素而言发生缺血性事件的概率较小。与普通肝素相比，低分子量肝素的优势在于：①抗凝作用稳定，无需监测活化凝血时间；②肝素诱导的血小板减少症发生率低；③对血小板激活为主形成的血栓抗凝作用更优。ATOLL 研究是一项关于依诺肝素和普通肝素在行直接 PCI 的 STEMI 患者中的疗效性和安全性的头对头研究。该研究表明对于行直接 PCI 的 STEMI 患者，依诺肝素比普通肝素有更好的疗效和安全性。ExTRACT-TIMI25 研究旨在比较接受溶栓治疗的 STEMI 患者使用普通肝素与依诺肝素抗凝的疗效及安全性，该研究的 PCI 亚组分析显示：在接受 PCI 治疗的患者中，与普通肝素相比，依诺肝素显著降低死亡和再发心肌梗死的风险达 23%；与普通肝素相比，依诺肝素未增加 PCI 患者的出血风险，且卒中的发生率显著降低。

四、关于抗凝治疗的时程

ACS 患者抗凝治疗时间并非越长越好，不必要地延长应用会增加出血风险。2018 年欧洲血运重建指南建议，除非存在其他抗凝指征，NSTE-ACS 患者 PCI 术后应停用抗凝药物（Ⅱa 类推荐，C 级证据）。仅 PCI 术后出现无复流、严重残余狭窄或夹层、术中急性血栓等情况，以及复杂术式（如左主干、分叉双支架等）患者可考虑 PCI 术后继续抗凝治疗。然而，PCI 术后停用抗凝治疗的指南推荐的证据级别也仅为 C 级，未来仍需高质量的临床研究进一步明确。另外，对于 STEMI 患者 PCI 术后是否继续抗凝治疗仍缺乏足够的循证医学证据，指南也无明确推荐。

五、PCI 围术期抗凝与抗栓治疗的现状及未来展望

ACS 抗栓治疗犹如一柄双刃剑，在显著减少缺血事件的同时，出血并发症等问题也日渐突出。据统计，ACS 患者住院期间或 30 天大出血发生率达 3.9% ~ 9.4%，1 年发生率则高达 5.4% ~ 15.4%。与未发生大出血的患者相比，发生大出血的 ACS 患者 30 天死亡率增高 5 倍。应用出血风险评分（如 CRUSADE 评分、ACUITY 评分、ACTION 评分、HASBLED 评分等）可有效预测出血发生率，识别出血高危人群，指导抗栓治疗策略调整，减少出血并发症。目前，指南推荐 NSTE-ACS 患者采用 CRUSADE 评分预测出血风险。但其临床适用性和效力在当今抗栓治疗时代逐渐体现出劣势，还需大样本、多中心临床研究进一步关注 ACS 抗栓治疗全疗程出血风险。在需要服用口服抗凝药物（OAC）的患者中，约有 5% ~ 10% 的患者需行 PCI。此类患者多在 OAC 的基础上，加用双联抗血小板治疗。在有抗凝指征的 PCI 患者中，如何兼顾抗凝和抗血小板治疗，如何平衡缺血和出血风险，如何实现获益最大化，是临床医生经常面临的两难境地。基于 WOEST 研究、PIONEER AF-PCI 研究、RE-DUAL PCI 研究等研究结果，2017 年 ESC 冠心病双联抗血小板治疗指南建议，对于因 ACS 或其他解剖、手术特点而存在的高缺血风险患者，在权衡出血风险后，考虑给予 1 ~ 6 个月的三联抗栓治疗；对于出血风险大于缺血风险的患者，应考虑应用口服三联抗栓药物（OAC ＋标准 DAPT）1 个月后换用 OAC ＋阿司匹林 100 mg/d 或氯吡格雷 75 mg/d 治疗。抗凝治疗越来越体现个体化并关注特殊人群。抗栓药物的疗效个体间差异明显。高龄（≥ 75 岁）患者常伴有多器官功能衰退、合并多种疾病，其严重影响抗栓药物在体内的药代动力学以及用药的安全性。慢性肾功能不全亦明显影响抗栓药物在体内的代谢。低体重（< 60 kg）往往与高龄、女性、肾功能不全等因素并存。高龄、慢性肾功能不全、低体重等患者均被证实为抗栓治疗合并出血的高危人群。然而，抗栓治疗相关的大型随机对照

临床研究多将这类高出血风险人群排除在外，而指南推荐也仅针对一般患者。关于高出血风险患者抗栓治疗仅有的一些循证医学证据也多来自于亚组分析和回顾性研究。2015 年欧洲心脏病学会（ESC）血栓工作组制定的《高龄患者抗栓治疗专家意见书》强调，高龄患者的抗栓药物选择应根据患者的实际情况合理选用，而不能"死板"地照搬指南。目前，ACS 相关指南的抗栓治疗推荐也越来越重视个体化，强调使用风险评分指导抗栓治疗。

（祁杰）

参考文献

［1］Virmani R，Guaqliumi G，Farb A，et al. Localized hypersensitivity and late coronary thrombosis：should we be cautious？ Circulation，2004，109（6）：701-705.

［2］Wenaweser P，Dorffler-Melly J，Imboden K，et al. Stent thrombosis is associated with an impaired response to anti-platelet therapy. J Am Coll Cardiol，2005，45（11）：1748-1752.

［3］Erlinge D，Omerovic E，Frobert O，et al. Bivalirudin versus heparin monotherapy in myocardial infarction. New Engl J Med，2017，377：1132-1142.

［4］Shah R，Rogers KC，Ahmed AJ，et al. Effect of post primary percutaneous coronary intervention bivalirudin infusion on acute stent thrombosis：meta-analysis of randomized controlled trials. JACC-Cardiovasc Inte，2016，9：1313-1320.

［5］Gargiulo G，Carrara G，Frigoli E，et al. Post procedural bivalirudin infusion at full or low regimen in patients with acute coronary syndrome. J Am Coll Cardiol，2019，73：758-774.

［6］APPRAISE Steering Committee and Investigators，Alexander J H，Becker RC，et al. Apixaban，an oral，direct，selective factor Ⅹa inhibitor，in combination with antiplatelet therapy after acute coronary syndrome：results of the Apixaban for Prevention of Acute Ischemic and Safety Events（APPRAISE）trial. Circulation，2009，119（22）：2877-2885.

［7］Alexander JH，Lopes RD，James S，et al. Apixaban with antiplatelet therapy after acute coronary syndrome. N Engl J Med，2011，365（8）：699-708.

第四节 PCI 术后消化道出血的处理

按照目前国内外冠心病治疗指南的推荐意见，急性冠脉综合征（acute coronary syndrome，ACS）患者接受经皮冠状动脉介入治疗（percutaneous coronary intervention，PCI）后建议阿司匹林联合氯吡格雷或者替格瑞洛双重抗血小板治疗（简称双抗治疗）至少 1 年，可以有效降低心血管再发事件和治疗期间的总体死亡率，但出血发生率也随之增加，其中以消化道出血最为多见。ACS 患者经 PCI 治疗后口服药物治疗期间出血的发生率为 1%～10%。国际多中心 GRACE 研究结果显示：大出血的发生率为 3.9%，其中不稳定型心绞痛患者的出血发生率为 2.3%，急性心肌梗死患者出血发生率约 4.8%。国内文献报道我国南方某地区 PCI 术后 1 年上消化道出血的发生率为 0.61%，也有报道称 PCI 术后消化道出血发生率高达 4.79%。随着 PCI 术后双抗治疗的标准化，出血事件也越来越受到临床医生的关注。从患者用药安全角度来说，医生也应该充分评估患者治疗的获益与风险比，力争做到"治未病"，即在出血事件发生前充分评估，衡量双抗治疗及出血的风险和获益，尽量避免出血事件的发生。我们知道，PCI 术后服用药物的副作用是 PCI 术后发生消化道出血的主要原因。

一、抗血小板药物致消化道出血的机制

1. 阿司匹林对胃肠道损害的机制

阿司匹林对胃肠道的直接损伤是因为其是一种非甾体抗炎药（NSAIDs），在胃液的酸性环境中，阿司匹林去离子化成为脂溶性物质，可以作用于胃黏膜的磷脂层，进而改变磷脂流动性，破坏了胃黏膜的疏水保护屏障，对胃黏膜产生刺激、损伤。间接损伤机制主要与前列腺素合成减少有关。细胞中的花生四烯酸以磷脂的形式存在于细胞膜中。多种刺激因素可激活磷脂酶 A，使花生四烯酸从

膜磷脂中释放出来。游离的花生四烯酸在环氧合酶（COX）的作用下转变成前列腺素 G2（PGG2）和前列腺素 H2（PGH2）。COX在体内有两种同工酶：COX-1 与 COX-2，两者都作用于花生四烯酸，产生相同的代谢产物 PGG2 和 PGH2。COX-1 是结构酶，正常生理情况下即存在，主要介导生理性前列腺素类物质形成。COX-2是诱导酶，在炎性细胞因子的刺激下大量生成，主要存在于炎症部位，促使炎性前列腺素类物质的合成，可引起炎症反应、发热和疼痛。血小板内有血栓素 A2（TXA2）合成酶，可将 COX 的代谢产物 PGH2 转变为 TXA2，有强烈的促血小板聚集作用。血管内皮细胞含有前列环素（PGI2）合成酶，能将 COX 的代谢产物 PGH2 转变为 PGI2，它是至今发现的活性最强的内源性血小板抑制剂，能抑制 ADP、胶原等诱导的血小板聚集和释放。血小板产生 TXA2 与内皮细胞产生 PGI2 之间的动态平衡是机体调控血栓形成的重要机制。阿司匹林可使 COX 丝氨酸位点乙酰化从而阻断催化位点与底物的结合，导致 COX 永久失活，血小板生成 TXA2 受到抑制，达到抗血小板聚集的作用。前列腺素可增加胃黏膜表面血流、刺激黏液及碳酸氢盐的合成和分泌，还能促进上皮细胞增生，从而保护胃黏膜。阿司匹林在体内发挥抗血小板作用后，抑制 COX-1 途径，合成的前列腺素减少，使胃黏膜血流供应障碍，上皮细胞脱落加速，防御能力明显下降，导致胃肠道对内源性刺激更敏感，发生溃疡，甚至引起消化道出血。

2. 氯吡格雷对胃肠道损害的机制

氯吡格雷是噻吩吡啶类药物的代表性制剂，抑制二磷酸腺苷（ADP）介导的血小板激活过程，其不可逆地抑制 ADP 与 $P2Y_{12}$ 受体结合，进而阻止纤维蛋白原与 GP Ⅱb/Ⅲa 受体结合，减少血小板聚集。其被广泛地用于 PCI 术后的二级预防，氯吡格雷对胃肠道基本没有直接损伤作用，主要是在抑制血小板激活的同时，也抑制血小板释放血管生长因子，抑制内皮生长，因而不利于血管新生。目前多数观点认为，氯吡格雷能减缓内皮细胞增殖，阻碍胃肠道溃疡底部血管的生成、溃疡的愈合，致使胃肠道出血事件的发生。

3. 替格瑞洛

替格瑞洛是一种直接作用、可逆结合的新型口服 $P2Y_{12}$ 受体拮抗剂，因为它的更快、更强、更一致的抑制血小板效果，越来越受到临床医生的青睐。因其可逆性的作用，与氯吡格雷相比，主要出血事件的发生率并无明显差异。

二、PCI 术后消化道出血的危险因素

PCI 术后的双抗治疗是一把双刃剑。双抗治疗具有降低血栓、死亡率的益处，但同时带来了出血的风险。出血主要由长期口服抗血小板药物引起。《黄帝内经》有云"圣人不治已病治未病"，在已经发生出血事件后再去调整抗血小板治疗方案，往往会陷入两难境地。针对这一难题，国内外有许多文章、研究在积极探讨如何在抗血小板治疗的同时能最大程度降低出血的发生率。比如大家熟知的 CRUSADE 评分系统，通过估算的肾小球滤过率（eGFR）、血细胞比容（HCT）、年龄、性别、既往血管疾病等危险因素来预测发生出血的风险，再结合患者病情，在抗血小板和出血之间寻找新的平衡点。目前大家公认的 PCI 术后消化道出血的危险因素主要包括：药物本身，年龄 ≥ 65 岁，幽门螺杆菌感染，既往有溃疡病史，心力衰竭，肌酐清除率下降，合用非甾体抗炎药、激素、抗凝药物等。重点要识别出 PCI 术后高出血风险的人群，2019 年欧洲心脏杂志发表了高危出血学术研究联盟（The Academic Research Consortium for High Bleeding Risk，ARC-HBR）定义高危出血风险人群的 20 条标准，包括 14 项主要标准和 6 项次要标准。主要标准被定义为 1 年出血学术研究联盟（Bleeding Academic Research Consortium，BARC）3 或 5 型出血发生率 $\geq 4\%$ 或颅内出血（ICH）风险 $\geq 1\%$ 的出血风险因素，次要标准被定义为 1 年 BARC 3 或 5 型出血发生率 $< 4\%$ 的出血风险因素。如果患者满足至少 1 条主要标准或 2 条次要标准，则可以定义为 PCI 高出血风险人群（表 4-4）。

1. 与药物本身的关系

主要是与阿司匹林的剂量、剂型有关。抗栓临床试验协作组

表 4-4　PCI 相关的高出血风险的标准

14 条主要标准	6 条次要标准
• 预期长期口服抗凝药物 • 严重或终末期肾脏病（eGFR ＜ 30 ml/min） • 中重度贫血（血红蛋白＜ 11 g/dl） • 6 个月内发生了需要住院和（或）需要输血的自发性出血，或反复发作 • 慢性出血性体质 • 中度或重度血小板减少症（PLT ＜ 100× 10^9/L） • 肝硬化伴门静脉高压 • 过去 12 个月内诊断为活动性恶性肿瘤 • 颅内出血史者 • 12 个月内有创伤性颅内出血 • 已知的颅内血管畸形者 • 过去 6 个月内有中重度脑卒中者 • 最近 30 天有大手术或者创伤者 • 计划在双抗治疗期间行大手术者	• 年龄≥ 75 岁 • 中度慢性肾脏病（eGFR 30 ～ 59 ml/min） • 轻度贫血（男性血红蛋白 11 ～ 12.9 g/dl；女性血红蛋白 11 ～ 11.9 g/dl） • 长期使用 NSAID 或者类固醇类药物 • PCI 术前 6 ～ 12 个月发生了需要住院和（或）输血治疗的自发性出血 • PCI 术前超过 6 个月的缺血性卒中患者

eGFR，估算的肾小球滤过率；PLT，血小板计数；NSAID，非甾体抗炎药
资料来源于 Defining high bleeding risk in patients undergoing percutaneous coronary intervention：a consensus document from the Academic Research Consortium for High Bleeding Risk. Eur Heart J. 2019 Aug 14；40（31）：2632-2653.

（ATC）荟萃分析显示：在一定范围内，阿司匹林的抗血小板作用不随剂量的增加而增强，但对胃肠道的损伤作用却随剂量增加而明显增强。2005 年发表在美国心脏杂志的一篇荟萃分析报道，阿司匹林剂量＜ 100 mg/d、100 ～ 200 mg/d、＞ 200 mg/d 总出血事件的发生率分别为 3.7%、11.3%、9.8%，综合分析后建议长期口服阿司匹林的最佳剂量为 75 ～ 100 mg/d。市面上销售的阿司匹林多为肠溶剂型，但部分非标准的肠溶剂型会增加消化道出血的概率。

2. 幽门螺杆菌感染

幽门螺杆菌（Helicobacter pylori，Hp）产生的毒素、有毒性的酶及其诱导的黏膜炎症反应均能引起胃十二指肠黏膜的损坏，H. pylori 空泡毒素 A 蛋白和细胞毒相关基因 A 蛋白是其主要毒素。Hp 凭借其毒力因子作用定植于胃型上皮表面，诱发局部炎症和免疫反

应，损害局部黏膜的修复 / 防御功能。同时，感染 Hp 后可促进胃泌素的释放和胃酸、胃蛋白酶原的分泌，加强了侵袭因素。上述机制协同作用促进了胃十二指肠黏膜的损害和溃疡的形成。Yeomans 等对 187 例服用阿司匹林（75 ～ 325 mg/d）患者的研究表明，Hp 感染者发生十二指肠溃疡的 OR 值为 18.5，发生胃溃疡的 OR 值为 2.3，提示 Hp 感染显著增加服用阿司匹林患者发生十二指肠溃疡的危险性。因此，在开始长期抗血小板治疗之前，如有条件建议患者应检测并根除 Hp，复查结果显示已经根除幽门螺杆菌后再行双抗治疗。

3. 联合用药

Hallas J 发表于英国医学杂志的文章显示，氯吡格雷与阿司匹林联合时发生消化性溃疡的 OR 值为 7.4，阿司匹林与维生素 K 拮抗剂（VKA）联合时为 5.3，阿司匹与双嘧达莫联合时为 2.3。而单一抗血小板药物发生上消化道出血的 OR 值分别为：低剂量阿司匹林 1.8，氯吡格雷 1.1，双嘧达莫 1.9，VKA 1.8。从上述结果可看出，联合用药可显著增加消化道出血的危险性。诊断为急性心肌梗死的患者，在使用双抗治疗的同时，往往会联合低分子量肝素治疗，有的甚至再加用 GP Ⅱb/Ⅲa 受体抑制剂，这些药物都会影响凝血系统、溃疡的愈合等，加重出血情况。

4. 既往有消化道病史

既往有消化道病史的患者在使用双抗治疗后消化道出血事件发生率增加是显而易见的。有文献报道，发生过消化性溃疡出血的患者其危险性增加 13 倍，如继续服用阿司匹林，1 年内复发率高达 15%。这种情况建议在病情允许的情况下行胃镜检查确认溃疡愈合后再行标准双抗治疗。若为急诊手术或者出血高危患者，可考虑裸金属支架，尽量缩短双抗使用时间。治疗期间严密观察大便颜色，定期复查血常规、凝血等。

5. 其他相关因素

如年龄、吸烟、嗜酒等。年龄增长是上消化道出血的强烈危险因素。研究发现，对于 65 岁以上的高龄患者，年龄每增加 1 岁，上消化道出血发生率就上升 7%。主要是由于老年人血管脆性增加、动脉硬化。另外，老年患者往往合并肝肾功能不全，影响抗栓药物的代谢。多项实验结果表明，吸烟是消化道出血的独立预测因子，长期吸烟可能降低体内一氧化氮合酶活性以及胃黏膜局部表皮生长因子的合成，影响溃疡愈合。饮酒也是 PCI 术后发生消化道出血的危险因素之一。大量饮酒对胃黏膜有直接刺激、损伤作用。

诱发或者加重消化道出血的因素还有很多，无论如何，在 PCI 术后使用抗栓药物前一定要结合出血的危险因素，充分评估患者服用药物后的获益风险比，结合每一位患者的实际情况，制订出恰当的抗栓治疗方案。

PCI 术后发生消化道出血事件主要集中在术后 12 个月，高峰多位于 3 个月内，也有文献报道出血事件发生率最高位于 1 个月内。根据国内外 PCI 指南建议，在所有患者进行 PCI 手术前均应进行出血风险评估，如 CRUSADE、DAPT 评分量化出血风险。出血后是否停用或调整抗血小板和抗凝药物，需权衡出血和再发缺血事件风险进行个体化评价。目前国际上使用比较多的出血分型是 2011 年提出的 BARC（Bleeding Academic Research Consortium）分型（表4-5）。

三、PCI 术后消化道出血的治疗

1. 合理停用抗凝、抗血小板药物

对于发生消化道出血的 PCI 术后患者，停用阿司匹林、氯吡格雷等抗血小板药物是合理的。但是对于支架置入术后的患者，贸然中断抗血小板药物治疗是危险的，数据显示停用双抗治疗与 PCI 术后两年的死亡率直接相关。在使用抗血小板治疗期间发生出血事件，应第一时间于专科医院就诊，由专科医生来根据手术及 BRAC 出血类型等相关情况制订下一步药物治疗方案。比如，在临床有很多口服双抗治疗时发生鼻出血的患者，首先应评估是否为抗血小板药物相关的鼻出血，再次评估出血是否可控，然后才决定是否停用抗血小板药物或者减量。

2. 保护胃黏膜，合理使用质子泵抑制剂

PPI 是一种前体药，在胃内酸性环境中经非酶性转化为活性衍

表 4-5	BARC 出血分型
出血类型	**临床指征**
0 型	无出血
1 型	无需立即干预的出血；或无需因出血就医，包括未咨询医生自行停药等情况
2 型	有明显的出血征象（如：实际出血量多于根据临床情况估算的出血量，包括影像学发现的出血）达不到下述 3、4、5 型出血标准，但符合以下标准中至少一项者：a.需要专科的非手术治疗；b.需要住院或者提升治疗级别；c.需要进一步评估
3 型	
3a 型	明显的出血征象，且因出血导致血红蛋白下降 3 ～ 5 g/dl 需要输血治疗
3b 型	出血引起血红蛋白下降大于 5 g/dl 心脏压塞 需要外科手术干预的出血（排除牙齿、鼻腔、痔疮及皮肤黏膜出血） 需要静脉使用血管活性药物
3c 型	颅内出血（除外微量脑出血和脑梗死后出血的转化，包括椎管内出血） 经尸检、影像学和腰椎穿刺证实的出血； 影响视力的眼出血
4 型	冠状动脉旁路移植术相关的出血 48 h 内发生的围术期颅内出血 为控制出血需要再次开胸的出血情况 48 h 内输全血或者浓缩红细胞大于 5 U 24 h 内胸腔引流管的引流量大于 2 L
5 型	致死性出血
5a 型	未经尸检或者影像学检查确定的临床怀疑的致死性出血
5b 型	经尸检或者影像学检查确定的致死性出血

资料来源于 Standardized Bleeding Definitions for Cardiovascular Clinical Trials，*Circulation*. 2011；123：2736-2747.

生物，抑制 H^+-K^+-ATP 酶而导致胃酸分泌减少，提高胃内 pH 值，使胃蛋白酶活性大为降低或失活，从而防止胃、十二指肠黏膜出血灶所形成的血凝块被消化，达到促进溃疡部位肉芽组织生成的目的。接受氯吡格雷治疗须同时积极给予抑酸干预治疗，降低出血事件的发生，同时也可有效减少心血管事件的发生。不同种类的 PPI 对氯吡格雷均有不同程度的抑制作用，其中以奥美拉唑和兰索拉唑抑制效应最强，泮托拉唑和雷贝拉唑抑制作用最小，因此对于高出血风险和高血栓风险的患者需要预防性使用 PPI 时，泮托拉唑或雷贝拉唑可作为首选 PPI。

3. 内镜评估及治疗

对于 PCI 术后消化道出血患者，进行内镜检查的必要性和时机也存在着争议。目前证据认为，对于 PCI 术后消化道出血的患者，是否进行内镜检查需要根据患者的全身状况来决定，对于全身状况较好的患者应该进行内镜检查以助于明确病因和指导治疗。

4. 输血治疗

对于 PCI 术后上消化道出血的患者，输血的疗效和安全性一直存在争议，如果发生大出血则应积极输血以保证生命体征稳定。在纠正贫血和血流动力学障碍时可能需要输血，但红细胞变性、血红蛋白释放氧减少以及炎性介质的增加都可能影响输血的安全性。因此，如果血流动力学稳定，应避免输血；如果血细胞比容 $\leqslant 25\%$、血红蛋白 $\leqslant 8$ g/L，则应给予输血。因此在 ACS 合并消化道出血患者中应当根据患者具体临床情况，权衡利弊，谨慎决定是否予以输血治疗。

PCI 术后发生上消化道出血后，往往不得不停用抗凝、抗血小板药物，但具体停用何种药物，停用多久，目前尚无统一的指南建议，多是临床医师依据自身用药经验而定。总体来说，当于 PCI 术后开始规律抗栓治疗启动之时，临床医师必须要保持对 PCI 术后发生上消化道出血的高度警觉性，告知患者自己对出血倾向进行观察时的注意事项，与患者共同努力，在最大程度上降低抗栓治疗带来的出血风险。

参考文献

［1］Alyasin，N. Clopidogrel Loading Dose in the Management of ST Elevation Myocardial Infarction: Still a Debate! J Vasc Nurs，2016，34（2）: 44-46. https://dx.doi.org/10.1016/j.jvn.2016.01.001.

［2］Baber，U. Predicting Risk for Bleeding after PCI: Another Step in the Right Direction but Work Remains. Int J Cardiol，2018，254（1）: 45-46. https://dx.doi.org/10.1016/j.ijcard.2017.11.108.

［3］Hallas J.，Dall M.，Andries A.，et al. Use of Single and Combined Antithrombotic Therapy and Risk of Serious Upper Gastrointestinal Bleeding: Population Based Case-Control Study. BMJ，2006，7571: 726. https://dx.doi.org/10.1136/bmj.38947.697558.AE.

［4］Mehran R.，Rao S. V.，Bhatt D. L.，et al. Standardized Bleeding Definitions for Cardiovascular Clinical Trials: A Consensus Report from the Bleeding Academic Research Consortium. Circulation，2011，123（23）: 2736-2747. https://dx.doi.org/10.1161/CIRCULATIONAHA.110.009449.

［5］Neumann F. J.，Sousa-Uva M.，Ahlsson A.，et al. Scientific Document Group. 2018 ESC/EACTS Guidelines on Myocardial Revascularization. Eur Heart J，2019，40（2）: 87-165. https://dx.doi.org/10.1093/eurheartj/ehy394.

［6］Ozaki，Y.，Katagiri Y.，Onuma Y.，et al. Therapeutics Task Force on Primary Percutaneous Coronary Intervention of the Japanese Cardiovascular Interventional. Cvit Expert Consensus Document on Primary Percutaneous Coronary Intervention（PCI）for Acute Myocardial Infarction（AMI）in 2018. Cardiovasc Interv Ther，2018，33（2）: 178-203. https://dx.doi.org/10.1007/s12928-018-0516-y.

［7］Serebruany V. L.，Steinhubl S. R.，Berger P. B.，et al. Analysis of Risk of Bleeding Complications after Different Doses of Aspirin in 192，036 Patients Enrolled in 31 Randomized Controlled Trials. Am J Cardiol，2005，95（10）: 1218-1222. https://dx.doi.org/10.1016/j.amjcard.2005.01.049.

［8］Speciality Committee on Prevention，Physicians Treatment of Thrombosis of Chinese College of Cardiovascular，Association Interventional Cardiology Branch of Chinese Society of Cardiology of Chinese Medical，and Cardiology Editoaral Board of Chinese Journal of. Chinese Expert Consensus on Antiplatelet Therapy for Special Patients with Acute Coronary Syndromes. Zhonghua Xin Xue Guan Bing Za Zhi，2018，46（4）: 255-266. https://dx.doi.org/10.3760/cma.j.issn.0253-3758.2018.04.003.

［9］Urban P.，Mehran R，Colleran R.，et al. Defining High Bleeding Risk in

Patients Undergoing Percutaneous Coronary Intervention: A Consensus Document from the Academic Research Consortium for High Bleeding Risk. Eur Heart J, 2019, 40（31）: 2632-53. https://dx.doi.org/10.1093/eurheartj/ehz372.

[10] Yeomans N. D., Lanas A. I., Talley N. J., et al. Prevalence and Incidence of Gastroduodenal Ulcers During Treatment with Vascular Protective Doses of Aspirin. Aliment Pharmacol Ther, 2005, 9（1）: 795-801. https://dx.doi.org/10.1111/j.1365-2036.2005.02649.x.

[11] P. Zhu, X. Tang, J. Xu, et al. Predictors and Consequences of Postdischarge Gastrointestinal Bleeding after Percutaneous Coronary Intervention. Cardiovasc Ther, 2018, 36（5）: e12440. https://dx.doi.org/10.1111/1755-5922.12440.

第五节　PCI 术后调脂治疗

PCI 术后的调脂治疗是冠心病二级预防中的基石及重要环节。不同种类的脂蛋白对动脉粥样硬化的作用并不相同，甘油三酯（TG）、载脂蛋白 B（apo-B）、极低密度脂蛋白胆固醇（VLDL-C）、低密度脂蛋白胆固醇（LDL-C）、中密度脂蛋白胆固醇（IDL-C）被氧化修饰后能促进动脉粥样硬化的发生、发展，而高密度脂蛋白胆固醇（HDL-C）、载脂蛋白 A（apo-A）却与动脉粥样硬化成负相关关系，抑制动脉粥样硬化的进展。目前临床上常用的调脂药物主要有以下几类：

一、他汀类药物

他汀类药物是通过特异性竞争性抑制胆固醇合成过程中的限速酶-羟甲基戊二酸单酰辅酶 A（HMG-COA）还原酶来阻止胆固醇合成，它不仅能加快血液中的 LDL-C 及 VLDL-C 的清除，还能减少肝 LDL-C 及 VLDL-C 的合成，而且可以降低 TG 和升高 HDL-C，另外他汀类药物还具有降脂之外的多种功能，即改善内皮功能、抗氧化、抑制血小板活性及稳定斑块。临床常见的他汀类药物主要有阿托伐他汀、瑞舒伐他汀、辛伐他汀、普伐他汀、氟伐他汀等。

他汀类药物的安全性：①他汀类药物诱导糖尿病：Finegold 等研究结果显示，一级预防中他汀类药物增加糖尿病风险是真实的，但只有 1/5 的新发糖尿病病例是由药物引起的；在二级预防中，他汀类药物增加糖尿病风险可以被减少的心血管死亡所抵消。②他汀类药物肝毒性：主要表现为转氨酶升高，发生率约 0.5% ～ 3.0%，呈剂量依赖性。谷丙转氨酶（ALT）和（或）谷草转氨酶（AST）升高达正常值上限 3 倍以上及合并总胆红素升高患者，应减量或停药。对于转氨酶升高在正常值上限 3 倍以内者，可在原剂量或减量的基础上进行观察，部分患者经此处理后转氨酶可恢复正常。失代偿性肝硬化及急性肝功能衰竭是他汀类药物应用禁忌证。③他汀类药物导致肌损害：2014 年他汀类药物的不耐受问题研究小组也提出，最常见的他汀类药物不耐受情况与肌痛相关，发生率为 5%～18%。但是，仅由他汀类药物引起而不存在其他药物相互作用的情况，则极为罕见。④肾安全性：他汀类药物在肾安全性方面存在异质性。肾功能良好者用他汀类药物是安全的。估算肾小球滤过率 <30 ml/（min·1.73 m^2）的患者使用阿托伐他汀、氟伐他汀外的其他他汀类药物时均需调整剂量，禁用瑞舒伐他汀。⑤他汀治疗可引起认知功能异常，但多为一过性，发生概率不高。如果应用他汀类药物后发生不良反应，可采取换用另一种他汀类药物、减少剂量、隔日服用或换用非他汀类药物等方法处理。

　　他汀类药物问世在人类 ASCVD 防治史上具有里程碑式的意义。4S 临床试验首次证实他汀类药物可降低冠心病死亡率和患者的总死亡率，此后的 CARE、LIPID、LIPS 等研究也证实这类药物在冠心病二级预防中的重要作用。与常规剂量相比，强化他汀治疗可进一步降低心血管事件发生率。WOSCOPS、CARDS、JUPITER、HPS 等研究将他汀类药物应用适应证从 ASCVD 患者扩展到一级预防和更广泛的人群。虽然大量循证医学证据充分证明他汀类药物是目前降低 LDL-C 最有效及临床应用最广泛的药物，但是他汀类药物也存在局限性，任何一种他汀类药物剂量倍增时，LDL-C 进一步降低幅度仅约 6%，即所谓"6% 效应"，随着剂量的加倍，肝功能异常、肌病及新发糖尿病等不良反应却增加，部分患者无法耐受而被迫停药；对于家族性高胆固醇血症患者，单用他汀类药物很难使 LDL-C 达到理想范围。为了增加他汀类药物的调脂作用，减少其副作用，需联用其他的调脂类药物。

二、胆固醇吸收抑制剂

　　依折麦布是一种新型选择性的胆固醇吸收抑制剂。它主要作用于小肠刷状缘，通过抑制尼曼-匹克 C1 型类似蛋白 1 转运蛋白活性，选择性地抑制小肠中胆固醇及植物甾醇的吸收，进而阻止肝从肠道中转运进入的外源性胆固醇，减少肝中胆固醇的吸收，增加血液中外源性胆固醇的清除，起到降低血浆中胆固醇含量作用。研究显示，依折麦布可以使肠道胆固醇吸收降低 54% ～ 67%。另外依折麦布可抑制氧化修饰型 -LDL 的吸收，从而抑制动脉粥样硬化的发生、发展。依折麦布几乎不会通过细胞色素酶 P450 的途径，故很少与其他药物发生相互作用，从而为联合用药奠定基础。依折麦布和他汀类药物联合使用从内源性及外源性二者兼并降低胆固醇，从而更加有效地降低血脂，使得血脂进一步达标，目前依折麦布联合用药降脂成为临床研究新的热点，但是剂量比例如何选择更好，还有待进一步研究。

三、过氧化物酶体增殖物激活受体 a（PPARa）激动剂——贝特类

贝特类降脂药是 PPARa 激动剂，与他汀类药物和烟酸类药物相比，主要针对甘油三酯，能够明显降低甘油三酯水平。此外，贝特类药物还能使中性脂质在极低密度脂蛋白和高密度脂蛋白之间的交换减少，并且清除低密度脂蛋白颗粒。这类药物的最突出作用是显著降低甘油三酯。所以，对于严重高甘油三酯血症患者是首选的降脂药物。贝特类药物除了降脂作用外还有抗炎、改善内皮功能、改善胰岛素抵抗等作用。所以贝特类药物在高甘油三酯血症、混合性血脂升高、糖尿病患者降低血脂用药时优先被选择应用。

四、烟酸及其衍生物

烟酸类降脂药物是目前升高 HDL-C 最有效的药物，除此之外它还能降低 TG 和 TC，降低 LDL-C，特别值得注意的是烟酸能降低脂蛋白 a。但是烟酸因具有潮红、糖耐量减低、胃肠道反应等副作用，严重消化道溃疡、糖尿病及肝功能不全者慎用，孕妇不宜服用。烟酸缓释剂阿昔莫司的问世，提高了药物的安全性及耐受性。通过不断研究及试验，烟酸在调脂、抗动脉粥样硬化及各种心血管疾病的预防、治疗中的地位将会进一步提升。

五、胆酸螯合剂

胆酸螯合剂与胆酸不可逆结合而随粪便排出体外，从而阻止胆汁酸的肝肠循环和反复利用，它能增强 LDL 受体的表达，显著降低 LDL-C 水平，同时使 HMG-CoA 还原酶活性增强，降低血中 LDL-C 水平。临床中主要的代表药物有考来烯胺、考来替泊等，其单独降脂疗效不及他汀类药物，临床主要联合其他药物降脂。

六、前蛋白转化酶枯草溶菌素 9（PCSK9）抑制剂

临床实践中仍有部分患者应用大剂量他汀类药物治疗后 LDL-C 不能降至理想水平，此外还有少数患者因不良反应无法耐受足量他汀类药物治疗，因此开发新型降脂药物迫在眉睫。PCSK9 抑制剂依洛尤单抗的上市，为预防和治疗冠心病带来了新的希望。依洛尤单抗于 2015 年被美国食品药品监督管理局和欧洲药物管理局批准用于治疗成人家族性高胆固醇血症和动脉粥样硬化性心血管疾病。2018 年，该药在中国批准上市，商品名为瑞百安，适应证为治疗成人或 12 岁以上青少年的纯合子型家族性高胆固醇血症以及治疗成人动脉粥样硬化性心血管疾病，以降低心肌梗死、卒中和冠状动脉血运重建的风险。研究表明，肝细胞能够合成并分泌低密度脂蛋白受体（LDLR），LDLR 能够结合血浆中的 LDL-C 并介导其进入肝细胞，之后 LDL-C 被溶酶体降解，而 LDLR 循环利用。因此 LDLR 数量对于 LDL-C 的清除具有重要作用。PCSK9 由肝合成并分泌，能够与 LDLR 结合并介导后者进入肝细胞最终被溶酶体降解，导致肝细胞表面 LDLR 数量减少，从而降低其对 LDL-C 的摄取和清除，最终表现为血浆 LDL-C 水平升高。鉴于此，PCSK9 成为近年来发现的降低 LDL-C 的最新干预靶点。作为一种人单克隆免疫球蛋白，PCSK9 抑制剂依洛尤单抗能特异性阻断 PCSK9 与 LDLR 的结合，避免 LDLR 降解，从而降低 LDL-C（图 4-3）。

相关指南中关于依洛尤单抗应用推荐情况基于临床试验及真实世界中的应用结果，2015 年美国国家脂质协会建议稳定型动脉粥样硬化性心血管疾病患者，特别是合并额外动脉粥样硬化性心血管疾病

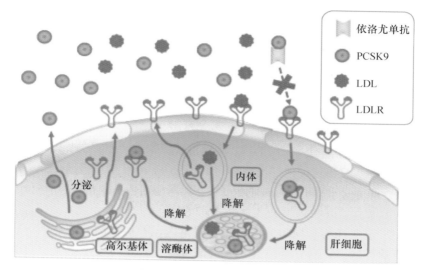

图 4-3　依洛尤单抗作用机制

危险因素的患者，服用最大耐受剂量他汀类药物或联合依折麦布后，如果 LDL-C ≥ 70 mg/dl 或非高密度脂蛋白胆固醇 ≥ 100 mg/dl，可加用 PCSK9 抑制剂。2017 年欧洲心脏病学会和欧洲动脉硬化学会血脂指南推荐，动脉粥样硬化性心血管疾病患者服用最大耐受剂量他汀类药物或联合依折麦布后如果 LDL-C > 3.6 mmol/L 或 LDL-C > 2.6 mmol/L 合并额外动脉粥样硬化性心血管疾病危险因素，考虑使用 PCSK9 抑制剂。2017 年美国临床内分泌医师学会和美国内分泌学会血脂指南建议 PCSK9 抑制剂应与他汀类药物合用降低家族性高胆固醇血症患者 LDL-C 水平。2018 年 AHA 联合多个学会公布胆固醇管理指南，对于极高危动脉粥样硬化性心血管疾病患者，如果经高强度他汀类药物治疗后仍然 LDL-C ≥ 70 mg/dl，建议加用依折麦布以及新型 PCSK9 抑制剂。依洛尤单抗的上市为动脉粥样硬化性心血管疾病患者的治疗提供了新的选择，使得无法耐受他汀类药物治疗的患者能够进行最大化调脂治疗，从而降低心血管发病风险。

七、调脂药物的联合应用

调脂药物的联合应用可能是血脂异常干预措施的趋势，优势在于提高血脂控制达标率，同时降低不良反应发生率。由于他汀类药物作用肯定、不良反应少、可降低总死亡率，联合调脂方案多由他汀类药物与另一种作用机制不同的调脂药组成。

1. 他汀类药物与依折麦布联合应用

联合治疗可使血清 LDL-C 在他汀类药物治疗的基础上再下降 18% 左右，且不增加他汀类药物的不良反应。对于中等强度他汀类药物治疗胆固醇水平不达标或不耐受者，可考虑与依折麦布联合治疗。

2. 他汀类药物与贝特类联合应用

由于他汀类药物和贝特类药物代谢途径相似，均有潜在损伤肝功能的可能，并有发生肌炎和肌病的危险，合用时发生不良反应的机会增多，因此，他汀类药物和贝特类药物联合用药的安全性应高度重视。

3. 他汀类药物与 PCSK9 抑制剂联合应用

他汀类药物与 PCSK9 抑制剂联合应用已成为欧美国家治疗严重血脂异常的联合方式，可较任何单一的药物治疗带来更大程度的 LDL-C 水平下降，提高达标率。

他汀类药物单药治疗是临床上治疗冠心病的首选，在纠正患者的血脂异常方面具有很好的疗效，但是为了减少血脂相关性的剩余风险，还需要采用联合用药方式进行强化降脂治疗。鉴于此，临床上还需要进一步研究冠心病的强化降脂方案，为患者带来更大的保障。

（祁杰）

参考文献

［1］Lamon-fava S. statins and lipid metabolism：an update. Curropin lipidol，2013，24（3）：22l-226.
［2］徐辉，杨跃进. 他汀类药物多效性的临床研究进展. 心血管病学进展，2011，32（5）：649-652.

［3］Finegold J A，Manisty CH，Goldacre B，et al. What proportion of symptomatic side effects in patients taking statins are genuinely caused by the drug? Systematic review of randomized placebo-controlled trials to aid individual patient choice. Eur JPrev Cardioil，2014，21：464-474.

［4］Cannon CP，Braunwald E，McCabe CH，et al. Intensive versus moderate lipid lowering with statins after acute coronary syndromes. N Engl J Med，2004，350：1495-1504.

［5］Crundy SM. Statin discontinuation and intolerance：the challenge of lifelong therapy. Ann intern Med，2013，158：562-563.

［6］Robinson JG. Management of familial hypercholesterolemia：a review of the recomm endations from the National Lipid Association Expert Panel on Familial Hypercholesterolemia. J Managed Care Pharm，2013，19：139-149.

［7］Mikhailidis DP，Wierzbicki AS，Daskalopoulou SS，et al. The use of ezetimibe in achieving low density lipoprotein lowering goals in clinical practice：position statement of a United Kingdom consensus panel. Curr Med Res Opin，2005，2：959-969.

［8］Horton JD，Cohen JC，Hobbs HH. Molecular biology of PCSK9：its role in LDL metabolism. Trends Biochem Sci，2007，32（2）：71-77.

［9］Landmesser U，Chapman MJ，Stock JK，et al.2017 Update of ESC/EAS Task Force on practical clinical guidance for proprotein convertase subtilisin/kexin type 9 inhibition in patients with atherosclerotic cardiovascular disease or in familial hyper cholesterolaemia. Eur Heart J，2018，39（14）：1131-1143.

第六节　PCI 术后抑制心室重构治疗

冠心病患者随着时间的延长和病情的进展，若无优化的药物干预，将出现心肌肥厚、心室重塑、心腔扩大等一系列病理生理改变，引起心室重构，心功能逐步下降甚至恶化。从病理基础讲，心室重构一方面是指心肌细胞肥厚、凋亡及坏死增生；另一方面是指细胞外基质的胶原沉积和纤维化，引起心肌细胞和细胞外基质不成比例增生，使心功能由代偿转向失代偿，最终导致慢性心力衰竭（心衰）。心室重构发生机制复杂，交感神经张力增高及肾素-血管紧张素-醛固酮系统（RAAS）激活是上述病理生理过程中的重要环节。心室重构是心衰发病率和死亡率的独立预测因子，如何预防和逆转心室重塑以及降低心脏病患者的病死率一直是临床关注的热点。

一、血管紧张素转化酶抑制剂（ACEI）

1. ACEI 的作用机制及药理学特性

ACEI 通过阻断 RAAS 和激肽释放酶-激肽系统（KKS）来发挥作用，是冠心病及心衰患者全程药物干预中的核心药物。ACEI 能竞争性地阻断血管紧张素 I 转化为血管紧张素 II，从而降低循环和局部的血管紧张素 II 水平，抑制其产生的氧化、炎性细胞黏附和纤维化等病理生理效应。ACEI 还可抑制缓激肽的降解，增加一氧化氮和前列腺素（前列环素和前列腺素 E2）的释放，从而舒张动脉血管。ACEI 还能阻断血管紧张素 -（1～7）的降解，使其水平增加，从而通过加强刺激血管紧张素 -（1～7）受体，进一步起到扩张血管及抗增生作用。

2. ACEI 在冠心病患者中的合理应用推荐

（1）STEMI 发病 24 h 内，在无禁忌证的情况下，建议早期应用 ACEI。

（2）除非不能耐受，所有 NSTE-ACS 患者均应接受 ACEI 治疗。

（3）对于有心肌梗死病史或冠状动脉血运重建病史等高危因素的稳定性冠心病患者，应该长期应用 ACEI 进行二级预防。

（4）对于低危的稳定性冠心病患者，ACEI 长期治疗也能获益。

（5）对合并心衰的冠心病患者，应给予 ACEI 治疗，以控制心衰、预防心肌梗死复发和降低心衰再住院率。

（6）对合并高血压、糖尿病和慢性肾病的冠心病患者，无禁忌证时应立即启动并长期给予 ACEI 治疗。

（7）ACEI 可降低老年冠心病患者的主要不良心血管事件，安全性和耐受性良好。

3. ACEI 在冠心病患者中的应用方法及禁忌证

ACEI 使用应从小剂量开始，逐渐增加剂量，直至达到目标剂量。滴定剂量及过程应个体化，对可能存在肾动脉粥样硬化的老年人更应如此，以免剂量激增造成降压过度，加重肾功能损伤。一般每隔 1～2 周剂量倍增 1 次。有低血压、糖尿病、慢性肾病以及服用保钾利尿剂者，递增速度宜慢。调整至合适剂量终身维持使用，避免突然撤药，使用过程中检测血压、血钾及肾功能（表 4-6）。

ACEI 过敏、血管神经性水肿、妊娠及双侧肾动脉狭窄是 ACEI 的绝对禁忌证。血钾 > 6.0 mmol/L 或者血肌酐增幅 > 50% 或 > 265.2 μmol/L（3 mg/dl）时应停用 ACEI。轻度肾功能不全（肌酐

表 4-6　常用 ACEI 用法及用量

	半衰期（h）	剂量	给药方法
卡托普利	2	12.5～100 mg	3 次/天
贝那普利	11	5～40 mg	1 次/天
培哚普利	3～10	4～8 mg	1 次/天
雷米普利	13～17	2.5～10 mg	1 次/天
赖诺普利	12	5～40 mg	1 次/天
依那普利	11	5～40 mg	1 次/天
福辛普利	12	10～40 mg	1 次/天

< 265.2 μmol/L）、轻度高钾血症（血钾升高但≤ 6.0 mmol/L）或相对低血压（收缩压< 90 mmHg）不是 ACEI 治疗的禁忌证，但应注意监测肾功能。左心室流出道梗阻（如主动脉瓣狭窄、梗阻性肥厚型心肌病）患者不宜使用。

4. ACEI 常见不良反应及处理

ACEI 在临床应用过程中大多数不良反应是可以处理的，不应过分担心其不良反应而限制其在临床上的推广应用。

（1）咳嗽：咳嗽是 ACEI 较为常见的不良反应，约 5% ～ 35%的患者发生干咳。咳嗽并非剂量依赖性，通常发生在用药 1 周至数月之内，程度不一，夜间较为多见。

咳嗽的处理步骤：①首先判断咳嗽是否由 ACEI 引起，如果并非由 ACEI 引起，继续 ACEI 治疗。②如果不停用 ACEI，建议针对咳嗽给予对症治疗，如色甘酸钠、茶碱、舒林酸等。③暂停 ACEI治疗后，观察咳嗽是否缓解。ACEI 导致的咳嗽一般在停药后 1 ～ 4周可缓解，部分患者停药 3 个月缓解。④如果停用 ACEI 后咳嗽没有缓解，需排查其他病因。⑤对于 ACEI 诱发的持续性或不耐受性咳嗽，可将 ACEI 更换为血管紧张素受体阻滞剂（ARB）类药物。⑥如果患者有应用 ACEI 的迫切需求，可再次尝试换用咳嗽发生率较低的 ACEI，如福辛普利等。

（2）低血压：低血压常见于使用大剂量利尿剂后、低钠状态、血浆肾素活性高的患者。一些患者应用 ACEI 后出现血压迅速下降，这种效应被称为"首剂低血压"，多见于慢性心衰患者。

低血压的处理：① ACEI 治疗期间发生低血压（收缩压< 90 mmHg）时，若患者无症状仍可继续使用。②出现低血压症状的患者，可先尝试减少其他有降压作用的药物，如硝酸酯类、钙通道阻滞剂等。③如无液体潴留，可考虑利尿剂减量或暂时停用。低钠血症的患者（血钠< 130 mmol/L）可酌情增加食盐摄入。④减小 ACEI 剂量。

（3）高钾血症：ACEI 抑制醛固酮分泌，可使血钾浓度升高，常见于老年、慢性心衰、糖尿病、肾功能不全、应用保钾利尿剂或非甾体抗炎药的患者。若合并慢性肾病患者在使用主要经肾排泄的

ACEI 治疗期间出现高钾血症，可替代为经肝肾双通道排泄的 ACEI 如群多普利、福辛普利等，或应用排钾利尿剂。

高钾血症的处理：轻度高钾血症（≤ 6.0 mmol/L）可继续治疗，注意检测血钾。当血钾 > 6.0 mmol/L 时，应停用 ACEI。

（4）急性肾功能不全：用药最初 2 个月血肌酐水平可升高，升幅 < 30% 为预期正常反应，可继续治疗；升幅 > 30% ～ 50% 为异常反应，提示肾缺血，应停药，积极寻找缺血病因并设法排除，肌酐正常后可再用。肾功能异常患者使用 ACEI，宜选择经肝肾双通道排泄的 ACEI，如福辛普利等。急性肾衰竭多见于心衰患者过度利尿、血容量低下、低钠血症、双侧肾动脉狭窄、孤立肾、移植肾等情况。

（5）血管性水肿：比较罕见，但有致命危险。症状轻重不一，从轻度胃肠功能紊乱到发生喉头水肿致呼吸困难而死亡，多发生在治疗第 1 个月内。一旦发生血管性水肿，应立即停药，并给予抗过敏等对症处理。

（6）胎儿畸形：孕妇服用 ACEI 可引起胎儿畸形，包括肺发育不良、胎儿生长延缓、肾发育障碍、新生儿无尿及新生儿死亡等。

5. ACEI 和 ARB 用于冠心病临床应用推荐

与 ARB 相比，ACEI 更能为冠心病及合并心衰、高血压、糖尿病、慢性肾病的患者带来短期和长期获益，显著降低心血管事件的发生，改善临床预后。故建议冠心病及合并心衰、高血压、糖尿病、慢性肾病的患者首选 ACEI 治疗，如确实不能耐受 ACEI，再考虑更换为 ARB 治疗。不推荐 ACEI 与 ARB 联合应用。

二、ARB

ARB 可阻断血管紧张素 Ⅱ 与血管紧张素 Ⅱ 的 1 型受体（AT1R）结合，从而阻断或改善因 AT1R 过度兴奋导致的不良作用，如血管收缩、水钠潴留、组织增生、胶原沉积、促进细胞坏死和凋亡等。ARB 还可能通过加强血管紧张素 Ⅱ 与血管紧张素 Ⅱ 的 2 型受体结合发挥有益效应。推荐用于不能耐受 ACEI 的患者。小剂量起用，逐步将剂量增至目标推荐剂量或可耐受的最大剂量（表 4-7）。不良反应与 ACEI 相似，如低血压、肾功能不全和高血钾等。开始应用及改变剂量的 1～2 周内，应监测血压（包括不同体位血压）、肾功能和血钾。与 ACEI 相比，不良反应相对较少，极少数患者也会发生血管性水肿。

三、β 受体阻滞剂

1. β 受体阻滞剂治疗冠心病的理论基础

交感神经过度激活使去甲肾上腺素水平升高，去甲肾上腺素可结合心脏 β 受体，加快冠状动脉粥样硬化进程，同时可使心率增快、心肌收缩力增加，进而诱发冠心病。β 受体阻滞剂可抑制肾上腺素能受体，降低交感神经活性，通过降低心肌收缩力、心率和血压，使心肌耗氧量减少；同时延长心脏舒张期而增加冠状动脉及其侧支的供血和灌注，从而减少和缓解日常活动或运动状态的心肌缺血发作，提高生活质量。而且 β 受体阻滞剂可缩小心肌梗死范围，减少致命性心律失常，降低包括心脏性猝死在内的急性期病死率和各种心血管事件发生率。

在心室重构过程中，神经内分泌的激活，特别是 β 肾上腺素受体起着重要作用。由于长期持续性交感神经系统的过度激活和刺激，慢性心衰患者的心肌 $β_1$ 受体下调和功能受损，β 受体阻滞剂治疗可恢复 $β_1$ 受体的正常功能，使之上调。研究表明，长期应用

表 4-7 常用 ARB 用法及用量

	剂量	给药方法
坎地沙坦	4～32 mg	1 次 / 天
缬沙坦	20～160 mg	1 次 / 天
氯沙坦	25～150 mg	1 次 / 天
厄贝沙坦	75～300 mg	1 次 / 天
替米沙坦	40～80 mg	1 次 / 天
奥美沙坦	40～80 mg	1 次 / 天

（＞ 3 个月） β 受体阻滞剂可改善心功能，提高左心室射血分数；治疗 4 ～ 12 个月，还能降低心室肌重量和容量、改善心室形状，提示心肌重构延缓或逆转。这是由于 β 受体阻滞剂发挥了改善内源性心肌功能的"生物学效应"。

大量证据表明，无论是否有缺血因素存在， β 受体阻滞剂都能够降低左心室收缩功能障碍心衰患者的发病率和病死率。长期应用可改善患者的远期预后，提高生存率，即有益于冠心病的二级预防。因此 β 受体阻滞剂有益于各种类型的冠心病患者。

2. β 受体阻滞剂在冠心病患者中的合理应用推荐

（1） β 受体阻滞剂是治疗稳定性冠心病的基石，所有的此类患者均应长期使用，以控制心肌缺血、预防心肌梗死和改善生存率，不论既往有无心肌梗死病史。慢性心绞痛或心肌缺血伴高血压、既往有心肌梗死或左心室功能低下患者应首选 β 受体阻滞剂。

（2）在 ST 段抬高型心肌梗死急性期，口服 β 受体阻滞剂适用于无禁忌证的所有患者。静脉应用 β 受体阻滞剂适用于较紧急或严重的情况如急性前壁心肌梗死伴剧烈缺血性胸痛或显著的高血压，且其他处理未能缓解的患者，所有患者急性期后仍应长期口服 β 受体阻滞剂。早期因禁忌未能使用者，出院前应进行再评估，以便尽早应用 β 受体阻滞剂进行二级预防。

（3）非 ST 段抬高型急性冠脉综合征在无禁忌证的情况下， β 受体阻滞剂应及早口服应用。急性期后所有患者均应给予 β 受体阻滞剂长期治疗作为二级预防。急性期一般不静脉应用 β 受体阻滞剂，但如患者有剧烈的缺血性胸痛或伴血压显著升高，其他处理未能缓解且无禁忌证时可静脉应用 β 受体阻滞剂。

3. β 受体阻滞剂在冠心病患者中的应用方法及禁忌证

推荐用琥珀酸美托洛尔、比索洛尔或卡维地洛，均能改善患者预后。左心室射血分数下降的心衰患者症状较轻或得到改善后应尽快使用 β 受体阻滞剂，除非症状反复或进展。绝大多数临床研究均采用美托洛尔缓释片（琥珀酸美托洛尔），比酒石酸美托洛尔证据更充分，但部分患者治疗开始时可用酒石酸美托洛尔过渡。

β 受体阻滞剂宜从小剂量开始（如 1/4 目标剂量），若能耐受可渐加到目标剂量并维持使用。目标剂量是在既往临床试验中采用，并证实有效的剂量。原则上使静息心率降至理想水平（55～60次/分）为宜。给药剂量应个体化，可根据症状、心率及血压随时调整。

对于合并心衰患者，β受体阻滞剂治疗心衰要达到目标剂量或最大可耐受剂量。起始剂量宜小，一般为目标剂量的1/8，每隔2～4周剂量递增1次，滴定的剂量及过程需个体化。这样的用药方法是由β受体阻滞剂治疗心衰发挥独特的生物学效应所决定的。这种生物学效应往往需持续用药2～3个月才逐渐产生，而初始用药主要产生的药理作用是抑制心肌收缩力，可能诱发和加重心衰，为避免这种不良影响，起始剂量须小，递加剂量须慢。静息心率是评估心脏β受体有效阻滞的指标之一，通常心率降至55～60次/分的剂量为β受体阻滞剂应用的目标剂量或最大可耐受剂量。

静脉给药：美托洛尔首剂量2.5 mg缓慢静注（5～10 min），如需要，30 min后可重复1次。其他静脉制剂亦可应用，但经验较少：艾司洛尔首剂0.25 mg/kg缓慢静注（5～10 min），必要时以0.025～0.15 mg/（kg·min）维持；拉贝洛尔5～10 mg静注（3～5 min），必要时1～3 mg/min维持。静脉给药后均应口服β受体阻滞剂维持（表4-8）。

NYHA Ⅳa级心衰患者在严密监护和专科医师指导下也可应用β受体阻滞剂；伴二度及以上房室传导阻滞、活动性哮喘和反应性呼吸道疾病患者禁用。

表 4-8　常用 β 受体阻滞剂用法及用量

	剂量	给药方法
琥珀酸美托洛尔	11.875～190 mg	1 次/天
比索洛尔	1.25～10 mg	1 次/天
卡维地洛	3.125～50 mg	2 次/天
酒石酸美托洛尔	6.25～50 mg	2～3 次/天

4. β 受体阻滞剂常见不良反应及处理

应用早期如果出现某些不严重的不良反应一般不需停药，可延迟加量直至不良反应消失。对于心衰患者起始治疗时如引起液体潴留，应加大利尿剂用量，直至恢复治疗前体质量，再继续加量。

（1）低血压：一般出现于首剂或加量的 24～48 h 内，通常无症状，可自动消失。首先考虑停用可影响血压的药物如血管扩张剂，减少利尿剂剂量，也可考虑暂时将 ACEI 减量。如低血压伴有低灌注的症状，则应将 β 受体阻滞剂减量或停用，并重新评定患者的临床情况。

（2）液体潴留和心衰恶化：用药期间如心衰有轻或中度加重，应加大利尿剂用量。如病情恶化，且与 β 受体阻滞剂应用或加量相关，宜暂时减量或退回至前一个剂量。如病情恶化与 β 受体阻滞剂应用无关，则无需停用，应积极控制使心衰加重的诱因，并加强各种治疗措施。

（3）心动过缓和房室传导阻滞：如心率低于 55 次 / 分，或伴有眩晕等症状，或出现二度或三度房室传导阻滞，应减量甚至停药。

四、他汀类药物

Patel 等利用辛伐他汀干预人类肥厚型心肌病模型转基因家兔，12 周后左心室质量平均减少 37%、室间隔厚度减少 21%、胶原容积分数减少 44%。他汀类药物改善心室重构机制目前还不十分明确，可能与其阻断甲羟戊酸途径、减少血管紧张素 Ⅱ 及 AT1 的表达、增加一氧化氮的合成、发挥抗炎抗氧化作用和提高心肌细胞肌浆网钙泵活性、抑制胶原合成及基质金属蛋白酶等方面有关。他汀类药物的多效性使其发挥了重要的心血管保护作用，在心室重构的防治上具有广泛的临床应用前景。

五、醛固酮受体拮抗剂

心肌组织中除存在血管紧张素 Ⅱ 受体外，还有大量醛固酮受体。醛固酮通过其受体直接介导心肌重构（心肌细胞肥大、心肌细胞外基质胶原增加及纤维化）。醛固酮对心肌重构，特别是对心肌细胞外基质促进纤维增生的不良影响独立且叠加于血管紧张素Ⅱ的作用。衰竭心脏的心室醛固酮生成及活化增加，且与心衰严重程度成正比。长期应用 ACEI 或 ARB 时，起初醛固酮降低，随后即出现"逃逸现象"。因此，加用醛固酮受体拮抗剂，可抑制醛固酮的有害作用，对心衰患者有益。

适应证：LVEF ≤ 35%、NYHA Ⅱ～Ⅳ级的患者；已使用 ACEI（或 ARB）和 β 受体阻滞剂治疗，仍持续有心衰症状的患者；AMI后、LVEF ≤ 40%，有心衰症状或既往有糖尿病病史者。

应用方法：从小剂量起始，逐渐加量，尤其螺内酯不推荐用大剂量，初始剂量 10～20 mg、1 次 / 天，目标剂量 20 mg、1 次 / 天。

注意事项：血钾 > 5.0 mmol/L、肾功能受损［肌酐 > 221 μmol/L（2.5 mg/dl），或 eGFR < 30 ml/（min·1.73 m²）］患者不宜应用。使用后定期监测血钾和肾功能，如血钾 > 5.5 mmol/L，应减量或停用。螺内酯可引起男性乳房增生症，为可逆性，停药后消失。

六、总结

心室重构的治疗已从改善血流动力学模式向神经内分泌调整模式转变。除上述治疗外，还有中药、内皮素受体拮抗剂、改善心肌能量代谢、基质金属蛋白酶（MMP）抑制剂等，这些治疗可能抑制或逆转心室重构，需要更进一步的研究，期待给心衰的治疗带来切实的依据或不断改进的希望。

（吴皓宇）

参考文献

［1］Brown NJ，Vaughan DE. Angiotensin-converting enzyme inhibitors. Circulation，1998，97（14）：1411-1420.

［2］廖玉华 . 为什么血管紧张素转化酶抑制剂能降低高血压患者死亡率？临床心血管病杂志，2012，8（28）：561-563.

［3］中华医学会心血管病学分会 . 血管紧张素转换酶抑制剂在冠心病患者中应用中国专家共识 . 中国循环杂志，2016，5（31）：420-425.

［4］Dicpinigaitis PV. Angiotensin-converting enzyme inhibitor-induced cough: ACCP evidence-based clinical practice guidelines. Chest, 2006, 129（1 Suppl）: 169S-173S.

［5］Swedberg K, Cleland J, Dargie H, et al. Guidelines for the diagnosis and treatment of chronic heart failure: executive summary（update 2005）: The Task Force for the Diagnosis and Treatment of Chronic Heart Failure of the European Society of Cardiology. Eur Heart J, 2005, 26（11）: 1115-1140.

［6］中华医学会心血管病学分会. β 肾上腺素能受体阻滞剂在心血管疾病应用专家共识. 中华心血管病杂志, 2009, 3（37）: 195-209.

［7］Patel R, Nagueh SF, Tsybouleva N, et al. Simvastatin induces regression of cardiac hypertrophy and fibrosis and improves cardiac function in a transgenic rabbit model of human hypertrophic cardiomyopathy. Circulation, 2001, 104（3）: 317-324.

第七节 PCI 术后抗心肌缺血治疗

一、β 受体阻滞剂

1. 作用机制

β 受体阻滞剂可以通过减慢心率、降低心肌收缩力减少心脏耗氧，延长心脏舒张期而增加血液灌注、缓解心绞痛症状。对于心肌梗死后患者有利于缩小梗死面积，减少心肌缺血复发、再梗死，减少恶性心律失常发生，改善患者预后，提高生存率。根据作用特点分为选择性 β1 受体阻滞剂，例如美托洛尔、比索洛尔，非选择性 β 受体阻滞剂，例如卡维地洛等。

2. 稳定性冠心病中的应用

（1）β 受体阻滞剂可改善运动耐量，控制运动后出现的心绞痛症状，改善心肌缺血。要求静息心率降至 55～60 次/分，严重心绞痛患者在可耐受情况下，可将心率降至 50 次/分，进一步改善心绞痛症状。常选择 β1 受体阻滞剂。

（2）禁用于严重心动过缓和高度房室传导阻滞、窦房结功能异常、支气管痉挛或哮喘患者。周围动脉疾病及严重抑郁症是相对禁忌，慢性肺源性心脏病患者可谨慎选用高度选择性 β1 受体阻滞剂。

3. 急性冠脉综合征（ACS）中的应用

（1）对 20 万例急性心肌梗死的回顾性分析发现，β 受体阻滞剂的应用可以降低死亡率，而与年龄、种族、糖尿病、血压、左心室射血分数、肾功能及冠状动脉血运重建等因素无关。应用 β 受体阻滞剂可降低心肌梗死患者死亡率及降低再梗死风险。因此对于无禁忌 ACS 患者均应早期应用。

（2）禁用于心肌梗死合并急性心力衰竭伴低心排血量，心源性休克及二、三度房室传导阻滞患者。对于严重慢性阻塞性肺疾病、哮喘等患者慎用。

二、硝酸酯类

1. 作用机制

（1）硝酸酯类作用于静脉及阻力小动脉，扩张静脉血管，降低心脏前负荷及室壁张力；扩张外周阻力小动脉，降低心脏后负荷及血压，起到双重降低心肌氧耗量，抗心肌缺血作用。

（2）扩张冠状动脉，使缺血区血供增加。

（3）降低肺循环压力，改善心功能。

（4）抗血小板聚集，改善冠状动脉内皮功能等。

2. 稳定型心绞痛中的应用

对于抗心绞痛治疗，推荐 β 受体阻滞剂及硝酸酯类联合应用，可减小药物不良反应，发挥最大抗心绞痛疗效。硝酸酯类可降低血压，减轻心脏后负荷，但是会反射性引起交感神经亢进，增加心肌耗氧，而 β 受体阻滞剂减慢心率，减少心肌耗氧，因此硝酸酯类和 β 受体阻滞剂联合应用可抵消不良反应而发挥最大抗心绞痛作用。

3. 急性冠脉综合征中的应用

连续应用 24 h 可产生耐药性，可小剂量间断给药，不应采用长效与短效硝酸酯类混合使用方法，导致耐药。只要存在明确缺血证据，无论是否行 PCI 术，均应用硝酸酯类抗心绞痛治疗，并联合改善预后的 β 受体阻滞剂及血管紧张素转化酶抑制剂，当出现血压下降等情况限制应用时，应首先停用硝酸酯类药物。

三、钙通道阻滞剂

1. 作用机制

（1）抑制心肌收缩力，减轻心肌耗氧，扩张外周血管，降低心脏后负荷，扩张冠状动脉，增加冠状动脉血供，抑制冠状动脉痉挛，从而达到抗心绞痛作用。

（2）包括二氢吡啶类钙通道阻滞剂与非二氢吡啶类钙通道阻滞剂，二者在抗心肌缺血方面同样有效。

2.稳定型心绞痛中的应用

ACTION 研究显示，硝苯地平在显著降低全因死亡、顽固性心绞痛、心肌梗死、脑卒中、新发心力衰竭、外周血管成形术联合事件发生等一级终点方面虽无显著差异，但是可显著降低一级终点和冠状动脉造影、冠状动脉介入治疗等联合终点，证实了对于稳定型心绞痛治疗的安全性及有效性。CAMELOT 研究亦证实了氨氯地平对于抗心绞痛治疗的安全性及有效性。因此，钙通道阻滞剂在防治心绞痛中发挥着积极作用，特别是变异型心绞痛。值得注意的是非二氢吡啶类钙通道阻滞剂禁用于严重心力衰竭、房室传导阻滞、重度窦性心动过缓患者。

3.急性心肌梗死中的应用

钙通道阻滞剂在急性心肌梗死患者治疗中不作为一线用药，口服速效硝苯地平不能降低死亡率和再梗死率，但是二氢吡啶类钙通道阻滞剂联用 β 受体阻滞剂可降低急性心肌梗死合并高血压患者的血压。非二氢吡啶类钙通道阻滞剂可用于不能耐受 β 受体阻滞剂的患者以减轻心绞痛症状，但对于合并心力衰竭、房室传导阻滞、低血压及严重窦性心动过缓的急性心肌梗死患者不推荐使用。

四、其他抗心肌缺血药物

1.曲美他嗪

作用机制：①促进心肌葡萄糖利用，提高心肌细胞能量产生效率，减轻耗氧。②维持缺血心肌的细胞代谢，改善心肌细胞代谢，使其在缺氧状态下，产能效率增高。③优化线粒体能量代谢，缓解心肌缺血，可与其他抗心肌缺血药物联用。

2.伊伐布雷定

作用机制：抑制 If 离子通道，减低窦房结节律，降低静息及运动时心率，从而减少心肌耗氧，缓解心绞痛。

多用于不能耐受 β 受体阻滞剂者，或应用 β 受体阻滞剂最大剂量后仍未达目标心率（大于 70 次/分）者。BEAUTIFUL 研究显示，对于射血分数（EF）< 40% 的冠心病患者，伊伐布雷定与安

慰剂（多数 β 受体阻滞剂）相比，主要终点事件无显著差异，对于心率大于 70 次 / 分的冠心病患者，应首先考虑 β 受体阻滞剂，并逐渐加量，若不能应用，而心率大于 70 次 / 分可考虑伊伐布雷定。

3. 尼可地尔

作用机制：①开放 ATP 敏感的钾通道，阻止钙通道内流，扩张血管。②缓解冠状动脉痉挛，增加冠状动脉血流量。

可用于冠心病、心绞痛、微循环障碍等患者。

4. 雷诺嗪

作用机制：抑制心肌细胞中的晚钠离子流，减少钠−钙交换，从而稳定心肌细胞，减轻心肌收缩，改善心肌缺血等，抑制脂肪酸 β 氧化，为心肌提供更多能量。可缓解心绞痛症状，改善心电图心肌缺血表现，改善运动耐量，而不影响心率及血压。

在慢性稳定型心绞痛患者可单独及联合其他抗心肌缺血药物使用。

5. 中成药

丹参滴丸，通心络胶囊，麝香保心丸等也对心肌缺血起到一定作用。但样本量较小，证据水平不高。

参考文献

［1］国家卫生计生委合理用药专家委员会，中国药师协会.冠心病合理用药指南.中国医学前沿杂志（电子版），2018，06：19-108.

［2］G ottlieb SS, McCarterRJ, Vogel RA. Effect of beta-blockade on mortality among high-risk and low-risk patients after myocardial infarction. N Engl J Med, 1998, 339：489-497.

［3］蒋立新，胡大一.硝酸酯在心血管疾病中规范化应用的专家共识.中华心血管病杂志，2010，09：770-774.

［4］Poole-Wilson PA, Lubsen J, Kirwan BA, et al. Effect of long-acting nifedipine on mortality and cardiovascular morbility in patients with stable angina requiring treatment（ACTION trial）：randomized controlled trial. Lancet, 2004, 364：849-857.

［5］Nissen SE, Tuzcu EM, Libby P, et al. Effect of antihypertensive agents on cardiovascular events inpatients with coronary disease and normal bloodpressure：the CAMELOT study：a randomized controlled trial. JAMA,

2004, 292: 2217-222.

［6］Stanley WC, Lopaschuk GD, Hall JL. Regulation of myocardial carbohydrate metabolism under normal and ischaemic conditions. Potential for pharmacological interventions. Cardiovasc Res, 1997, 33（2）: 243-257.

［7］Morin D, Elimadi A, Sapena R, et al. Evidence for the existence of 3H-trimetazidine binding sites involved in the regulation of the mitochondrial permeability transition pore. Br J Pharmacol, 1998, 123（7）: 1385-1394.

［8］FoxK, Ferrari R, Tendera M, et al. Rationale and design of a randomized, double-blind, placebo-controlled trial of ivabradine inpatient swith stable coronary artery disease and left ventricular systolic dysfunction; the morbidity—mortality evaluation of the If inhibitor ivabradine in patients with coronary disease and left ventricular dysfunction（BEAUTIFUL）study. American Heart Journal, 2006, 152（5）: 860-866.

［9］Fox K, Ford I, Steg PG, et al. Ivabradine for patients with Stable coronary artery disease and left-ventricular systolic dysfunction（BEAUTIFUL）: a randomised, double-blind. placebo-Controlled trial. Lancet, 2008, 372: 807-816.

［10］Belardinelli L. Shryock JC. Farasrh. The mechanism of ranolazine action to reduce ischemia-induced diastolic dysfunction. Eur HeartJ Suppl, 2006, 8 Suppl A: A10-A13.

［11］Maier LS, Hasenfuss G. Role of［Na+］I and the emerging involvement of late sodium current in the pathophysiology of Cardiovascular disease. Eur Heart J Suppl, 2006, Suppl A: A6-A9.

132

第八节　PCI 术后高血压管理

一、降压治疗的目标水平

前瞻性协作研究表明，血压在 115/75 ～ 180/115 mmHg 范围内冠心病的危险呈持续上升的趋势，且每增加 20/10 mmHg，冠心病危险增加一倍。综合分析现有的大量资料，建议稳定性冠心病、不稳定型心绞痛、非 ST 段抬高和 ST 段抬高型心肌梗死的高血压患者，目标血压水平一般可为 < 130/80 mmHg，但治疗宜个体化。如患者冠状动脉病变严重或年龄大于 65 岁，舒张压（DBP）尽量维持在 60 mmHg 以上。对于老年高血压且脉压大的患者，降压治疗可导致 DBP 过低（< 60 mmHg）。因此，临床医师必须警惕，并仔细评估各种反应，尤其那些与心肌缺血共存的不良症状和体征。降压治疗对于高龄老年高血压患者降低脑卒中的发生率也是有效的，但是否也能降低冠心病事件发生率尚缺乏充分的证据。

二、高血压伴稳定型心绞痛

（1）非药物治疗和危险因素处理：除控制血压外，还包括戒烟、严格控制血糖、有氧运动、调脂，以及肥胖者减轻体重。有充分证据表明，如无禁忌证，需应用他汀类药物以及抗血小板药物阿司匹林，不能使用阿司匹林者应使用氯吡格雷。

（2）β 受体阻滞剂：此类药物是治疗稳定性冠心病的基石，可改善心绞痛症状。糖尿病并非应用 β 受体阻滞剂的禁忌证，但应注意此药有可能掩盖低血糖的肾上腺素能兴奋症状。

（3）其他药物：如有 β 受体阻滞剂使用的禁忌证，可代之以二氢吡啶类钙通道阻滞剂（CCB），尤其长效的制剂（如氨氯地平、非洛地平、硝苯地平控释或缓释制剂）或长效的非二氢吡啶类制剂（如维拉帕米或地尔硫䓬），这些药物同样对高血压伴心绞痛患者有效。TIBET 研究比较了 β 受体阻滞剂和 CCB，证实在控制稳定型心绞痛方面两者的疗效相等。但多项研究（APSIS、TIBBS 等）表明，β 受体阻滞剂更占优势。β 受体阻滞剂和二氢吡啶类 CCB 合用可增加抗心绞痛的疗效。但与维拉帕米、地尔硫草合用，则有可能增加严重心动过缓或心脏传导阻滞的危险性。ACEI 或 ARB 可改善此类患者的预后。

三、高血压伴不稳定型心绞痛和非 ST 段抬高型心肌梗死

常需采用综合性治疗方案。包括卧床休息、持续心电监护、氧疗、静脉给予硝酸酯类药物、应用吗啡，以及 β 受体阻滞剂或其替代药物非二氢吡啶类 CCB（如维拉帕米、地尔硫草）。β 受体阻滞剂或非二氢吡啶类 CCB 均应在无禁忌证，且无低血压或心力衰竭状况下应用。伴前壁心肌梗死、糖尿病、未控制的高血压或左心室收缩功能障碍的患者应加用 ACEI 或 ARB。利尿剂对于长期的血压控制（尤其患者伴容量超负荷时）往往也是必需的。

四、高血压伴 ST 段抬高型心肌梗死

此类患者的治疗与上述不稳定型心绞痛或非 ST 段抬高型心肌梗死相似，不过，溶栓治疗、直接 PCI 以及控制心律失常等治疗可能更重要，更具紧迫性。β 受体阻滞剂和 ACEI 适用于所有没有禁忌证的患者。血流动力学稳定（无低血压、心力衰竭或心源性休克）的患者可以立即开始应用 β 受体阻滞剂，建议口服给药。只有在患者伴严重高血压或心肌梗死后心绞痛，且其他药物无效时，方考虑静脉应用短效的 β1 受体阻滞剂。急性期之后的患者仍应继续口服 β 受体阻滞剂作为冠心病的二级预防。早期应用 ACEI 或 ARB 可显著降低发病率和病死率，尤其适用于前壁心肌梗死、伴持久性高血压、左心室功能障碍或糖尿病患者。CCB 一般不宜使用，除非患者有应用 β 受体阻滞剂的禁忌证或伴严重的梗死后心绞痛、室上性心动过速等且应用其他药物未能有效控制者，或者用于进一步降低血压的辅助性治疗。

（酉鹏华）

第九节　PCI 术后血糖管理

目前得到的白种人相关研究结果，一般都具有"2/3"现象。欧洲心脏调查（糖尿病和心脏）研究纳入欧洲 25 个国家、110 家医疗中心，共 4961 例冠心病患者。其中 2107 例由于急性心血管事件急诊入院后接受调查，2854 例病情稳定而择期接受调查。除已知糖尿病患者（$n = 1524$）外，其余均采用空腹血糖（FPG）检测，其中 1920 例接受口服葡萄糖耐量试验（OGTT）检测糖代谢状况。研究结果表明，高达"2/3"的冠心病患者合并高血糖，包括糖耐量减低（IGR）或糖尿病。

国内由胡大一、方圻和潘长玉等教授牵头的中国心脏调查研究指导委员会在我国 7 城市、52 家医院进行了中国心脏调查研究，以了解在中国中心城市、三级甲等医院心血管专科住院冠心病患者的糖代谢情况，对这些患者糖代谢状况的分析提示，在所有入组患者中，高血糖人群（包括糖尿病和 IGR）的比例约为 80%，其中糖尿病为 52.9%。

除既往已明确高血糖诊断和本次入院空腹血糖水平 ≥ 8.0 mmol/L（两次）的患者外，对大多数患者进行了 OGTT 试验。对这些患者的数据分析表明，如果单纯检测空腹血糖，将漏诊 80% 的糖尿病患者和 70% 的 IGR 个体。总结以上数据可以看出：即使在欧洲发达国家，高血糖的诊断还很不充分，存在大量漏诊现象。而在中国，冠心病患者负荷后高血糖的比例较西方人群更高，单纯检测空腹血糖，将漏诊多数高血糖个体。冠心病患者是糖尿病的高危人群，应该常规接受 OGTT 检测。

一、冠心病合并糖尿病的临床特点及对 PCI 的影响

（1）临床症状不典型："病变严重程度与临床症状不平行现象"。由于糖尿病患者代谢紊乱及代谢产物的影响，冠心病合并糖

尿病患者冠状动脉多见严重的多支弥漫长病变，冠状动脉内血栓、钙化的发生率也较非糖尿病患者发生率高。而因糖尿病患者常合并心脏自主神经功能失常，心肌缺血起病隐匿，多无症状，从而产生了严重的冠状动脉病变与相对较轻的临床症状间的"矛盾现象"。糖尿病患者无症状性心肌缺血发生率为22%，无痛性心肌梗死发生率约40%～50%，而非糖尿病患者分别为11%及20%。

（2）病死率高、预后差、合并症多且控制不理想。研究显示，糖尿病患者因心血管疾病的死亡率较非糖尿病患者增加1.5～4.5倍，全因死亡增加1.5～2.7倍。由于冠状动脉病变重、侧支循环差、临床表现不典型等原因，糖尿病心肌梗死患者就诊时往往梗死范围大、就诊时间晚，易合并心力衰竭、心源性休克、猝死等严重并发症。与此同时严重的血管病变致使PCI的成功率降低，且术后再狭窄率明显增高。糖尿病是目前最肯定的支架内再狭窄的临床预测因素。对于接受冠状动脉旁路移植术的患者，糖尿病与其不良预后也直接相关，包括住院时间延长、伤口感染及死亡率增加等，更有甚者于就诊时就已经失去了手术机会。加之糖尿病患者常合并高血压、高血脂、凝血异常、高胰岛素血症等，其控制效果多不理想，从而严重影响患者预后。

二、高血糖对心血管的危害

1. 糖尿病是冠心病的等危症

《新英格兰医学杂志》发表芬兰East-West研究，表明在为期7年的随访时间里，未发生心肌梗死的糖尿病患者的预后与有心肌梗死而无糖尿病的患者相当。此后美国国家胆固醇教育计划成人治疗指南Ⅲ（NCEP-ATP Ⅲ）中将糖尿病列为冠心病的等危症。糖尿病患者罹患心血管疾病的危险是无糖尿病人群的2～4倍。无心肌梗死史的糖尿病患者未来8～10年发生心肌梗死的危险高达20%，大约等同于已患心肌梗死患者再发心肌梗死的危险。而患过心肌梗死的糖尿病患者未来再发心肌梗死的危险超过40%。这些数字提示，糖代谢异常的患者预后不良，尤其是冠心病合并糖尿病的高危患者。

2. 负荷后高血糖与心血管疾病

随着对空腹血糖和负荷后血糖病理生理和临床意义的认识深入，人们逐步认识到在预示糖尿病的作用上，空腹血糖在特异性方面占优，而负荷后血糖在敏感性方面占优；在预测心血管事件、心血管死亡、总死亡危险方面，负荷后血糖占优；空腹血糖主要反映β细胞基础胰岛素分泌功能的状况和肝脏胰岛素抵抗的程度，负荷后血糖主要反映餐后β细胞早相胰岛素分泌的功能和外周（肌肉、脂肪组织）胰岛素抵抗的程度（表4-9）。

DECODE研究比较了空腹血糖与负荷后血糖对死亡率的预测价值。研究显示，在OGTT 2 h血糖的基础上加入空腹血糖不能提供更多的预测信息，但在空腹血糖的基础上辅以OGTT 2 h血糖，则可显著提高预测能力（全因死亡率$P < 0.001$，心血管死亡$P < 0.005$）。因OGTT 2 h血糖升高而诊断糖尿病的患者与OGTT 2 h血糖正常者相比，其全因死亡的风险比为1.73（1.45～2.06），心血管死亡为1.40（1.02～1.92），冠状动脉疾病死亡为1.56（1.03～2.36），卒中死亡为1.29（0.66～2.54）。DECODE研究也表明，OGTT 2 h血糖较之空腹血糖水平，是总体死亡率更好的预测指标，

表4-9 空腹血糖与OGTT 2 h血糖的比较		
	空腹血糖较优	2 h血糖较优
诊断糖尿病的敏感性		√
诊断糖尿病的特异性	√	
与心血管事件的联系		√
与全部原因死亡的联系		√
反映β细胞基础胰岛素分泌	√	
反映β细胞餐后早相胰岛素分泌		√
反映外周胰岛素抵抗		√
反映肝胰岛素抵抗	√	
已被证实干预可延缓或预防糖尿病		√

而在导致支架置入后再狭窄的诸多危险因素中，负荷后高血糖也是引起再狭窄的独立危险因素。正常血糖患者和 IGT 患者，在冠状动脉金属裸支架置入后半年再次接受冠状动脉造影，经过线性回归和多因素回归分析，仅有 OGTT 2 h 血糖水平与支架置入后再狭窄相关。这说明，IGT 阶段的负荷后高血糖可对支架置入的预后产生显著影响。

总之，负荷后高血糖水平与生存率呈负相关，关注负荷后高血糖，及时纠正高血糖，最终可以为 PCI 术后患者带来生存益处。

三、干预高血糖对心血管事件的影响

1. IGT 干预研究

STOP-NIDDM 是一项多中心、双盲、安慰剂对照研究，结果显示，阿卡波糖显著降低任何心血管事件的发生率达 49%，其中对心肌梗死的降低最显著，而对其他心血管事件也有降低的趋势。阿卡波糖组患者不仅新发高血压的概率显著下降，而且血压总体水平也明显低于安慰剂组。颈动脉内膜中层厚度（IMT）是动脉粥样硬化的早期指标，阿卡波糖治疗后，患者 IMT 的增厚明显低于安慰剂组。以上结果提示，阿卡波糖可能具有一定的心血管保护作用。

2. 糖尿病干预研究

英国前瞻性糖尿病研究（UKPDS）是针对 2 型糖尿病患者的里程碑式研究。UKPDS 3414 是针对合并超重、肥胖的新诊断 2 型糖尿病患者进行的研究，共纳入 1704 例患者。随访结果显示，二甲双胍强化治疗组与传统治疗组相比，糖尿病相关终点事件、糖尿病相关死亡和全因死亡的危险均显著降低。UKPDS 流行病学观察性研究亦提示，HbA1c 每降低 1%，糖尿病相关死亡率就降低 21%，心肌梗死发生率降低 14%。

PROactive 研究探讨了噻唑烷二酮类药物对 2 型糖尿病患者大血管并发症二级预防的效果。HbA1c ≥ 6.5%、已发生 1 次以上心血管事件的糖尿病患者在维持原有治疗不变的情况下，随机接受吡格列酮（PIO）或安慰剂（PL）治疗。按 3 年时间估测一级终点包括：

所有原因死亡、非致死性心肌梗死、卒中、踝以上截肢、急性冠脉综合征、冠状动脉及经皮冠状动脉介入治疗、下肢血管重建。其发生率 PIO 组为 21.0%，PL 组为 23.5%，$P = 0.0951$，无统计学差异。按 3 年估测主要二级终点包括所有原因死亡、非致死性心肌梗死及卒中。其发生率 PIO 组为 12.3%，PL 组为 14.4%，$P = 0.0273$，有统计学差异。说明对已有心血管疾病的糖尿病患者应用吡格列酮可进一步减少心血管事件。

总结目前得到的循证医学证据，UKPDS 研究证实，二甲双胍干预对超重、肥胖的新诊断 2 型糖尿病患者有心血管益处；阿卡波糖经 STOP-NIDDM 和 MeRIA7 研究证实，对 IGT 和 2 型糖尿病人群有心血管益处；PROactive 研究证实噻唑烷二酮类药物对已有心血管疾病的 2 型糖尿病患者的心血管具有一定益处。

四、冠心病合并高血糖及 PCI 术后患者血糖检查方法和处理原则

（一）冠心病及 PCI 术后患者高血糖的检查方法

1. 稳定性冠心病患者

在所有的冠心病患者中，未诊断为糖尿病者，应常规行 OGTT 检测，即测空腹及口服葡萄糖后 2 h 静脉血浆血糖。

如果无糖尿病症状，两次发现空腹血糖超过 7.0 mmol/L，即可诊断为糖尿病，不必行 OGTT 检测。

如果有糖尿病症状，且一次空腹血糖超过 7.0 mmol/L，则可以诊断为糖尿病，亦不需行 OGTT 检测。

对于血糖正常者，应按中国糖尿病防治指南进行一年一次的常规血糖检查。

2. 急性冠脉综合征患者

入院 1 周后至出院前，未诊断糖尿病者，于病情稳定时进行 OGTT 检测。

出院后 3 个月，于病情稳定时，进行 OGTT 复查，重新评价糖代谢状况。

（二）冠心病及 PCI 术后患者高血糖的处理原则

1. 稳定性冠心病患者

控制目标：餐前血糖 5.0 ～ 7.2 mmol/L（90 ～ 130 mg/dl），餐后小于 10 mmol/L（180 mg/dl）。

监测方式：糖尿病住院患者常规行血糖监测。

对于 IGR 和（或）空腹血糖受损（IFG）人群：心内科医生可选择生活方式干预，如为 IGT，可适当药物治疗以控制血糖。

对于糖尿病患者：必要时可应用胰岛素治疗，心内科医生也可建议患者去内分泌科就诊。

2. 急性冠脉综合征患者

控制目标：血糖接近 6.1 mmol/L（110 mg/dl），必须小于 10 mmol/L（180 mg/dl）。

监测方式：最初监测血糖每 3 h 一次，随病情稳定，可相应延长血糖监测的时间。

静脉应用胰岛素控制血糖，应注意循序渐进，剂量个体化和血糖监测，避免低血糖发生，必要时请内分泌科医生会诊。

（酉鹏华）

参考文献

［1］Malgorzata Bartnik，Lars Rydén，Roberto Ferrari，et al. The prevalence of abnormal glucose regulation in patients with coronary artery disease across Europe：The Euro Heart Survey on diabetes and the heart. Eur Heart J，2004，25：1880-1890.

［2］Bartnik M，Malmberg K，Hamsten A，et al. Abnormal glucose tolerance—a common risk factor in patients with acute myocardial infarction in comparison with population-based controls. J Intern Med，2004，256（4）：288-297.

［3］Da-Yi Hu. The relationship between coronary artery disease and abnormal glucose regulation in China：the China Heart Survey. Eur Heart J，2006，27：2573-2579.

［4］The DECODE Study Group on behalf of the European Diabetes Epidemiology Group. Glucose tolerance and cardiovascular mortality：comparison of fasting and 2-hour diagnostic criteria. Arch Intern Med，2001，161：397-405.

［5］Chiasson JL，Josse RG，Gomis R et al. Acarbose treatment and risk of cardiovascular disease and hypertension in patients with impaired glucose tolerance. The STOP-NIDDM trial. JAMA，2003，290：486-494.

［6］Stratton IM，Adler AI，Neil HA，et al. Association of glycaemia with macrovascular and microvascular complications of type 2 diabetes（UKPDS 35）：prospective observational study. BMJ，2000，321：405-412.

第十节 PCI 术后合并心力衰竭的管理

心力衰竭（心衰）是由于任何心脏结构或功能异常导致心室充盈或射血能力受损的一组复杂临床综合征，其主要临床表现为呼吸困难和乏力（活动耐量受限），以及液体潴留（肺淤血和外周水肿）。心衰是各种心脏疾病的严重和终末阶段，发病率高，死亡率高。对于冠心病患者，PCI 是一种降低心衰发生率的有效手段，但仍有部分患者在 PCI 术后发生心力衰竭。2018 年发布的《中国心力衰竭诊断与治疗指南》依据射血分数将心力衰竭分为两类：射血分数降低性心衰（heart failure with reduced left ventricular ejection fraction HFrEF）和射血分数保留性心衰（heart failure with preserved left ventricular ejection fraction HFpEF）。HFrEF 也就是我们常说的收缩性心力衰竭。随着医学科学技术的发展，对心衰的认识也在不断更新，更加清楚完善。现在对心衰的治疗不仅局限于改善症状、改善生活质量，更重要的是针对心肌重构的发生、发展机制，防止和延缓心肌重构的发生，从而达到降低心衰住院率和病死率的目的。PCI 术后心衰患者绝大多数为射血分数降低性心衰，往往是慢性心力衰竭。

一、慢性心力衰竭

对 PCI 术后合并慢性射血分数降低性心衰患者，在积极抗血小板治疗的基础上，还需针对心衰积极采取措施，主要包括：一般性治疗、药物治疗和器械治疗。

（一）一般性治疗

一般性治疗主要是去除诱因、生活方式改善、氧气治疗。慢性心衰加重的主要诱因是感染、心律失常（如新发心房颤动）、电解质紊乱、不恰当的补液治疗。其中感染是最常见的诱因，而又以肺部感染多见，这与收缩性心衰引起肺淤血有不可分割的关系。肺部感染和心衰相互影响，甚至形成恶性循环。这类患者往往需要住院治疗。还有一些 PCI 术后患者合并新发心律失常，继而出现心衰。生活方式改善主要是敦促患者养成更加健康的生活习惯，如低盐，每天食盐的摄入量不高于 2 g。还有监测体重，维持体重相对稳定等。

（二）药物治疗

1. 利尿剂

利尿剂通过抑制肾小管特定部位钠或氯的重吸收，消除心衰患者的水钠潴留。常用的利尿剂有袢利尿剂和噻嗪类利尿剂。对于肢体肿胀明显的心衰患者，首选袢利尿剂如呋塞米或托拉塞米。呋塞米的剂量与效应呈线性关系，剂量不受限制，但临床上也不推荐很大剂量。噻嗪类仅适用于有轻度液体潴留、伴有高血压而肾功能正常的心衰患者。氢氯噻嗪 100 mg/d 已达最大效应（剂量-效应曲线已达平台期），再增量也无效。新型利尿剂托伐普坦是血管加压素 V2 受体拮抗剂，具有仅排水不利钠的效果，对于伴顽固性水肿或低钠血症者疗效更显著。在利尿剂开始治疗后数天内就可降低颈静脉压，减轻肺淤血、腹水、外周水肿和体质量，并改善心功能和运动耐量。利尿剂是唯一能充分控制和有效消除液体潴留的药物，是心衰标准治疗中必不可少的组成部分，但单用利尿剂治疗并不能维持长期的临床稳定。合理使用利尿剂是其他治疗心衰药物取得成功的关键因素之一。但不恰当的大剂量使用利尿剂则会导致血容量不足，增加发生低血压、肾功能不全和电解质紊乱的风险。国内外的各大指南均推荐，对于有液体潴留证据的所有心衰患者均应给予利尿剂，在使用利尿剂的同时应及时化验并积极补充电解质，预防电解质紊乱。利尿剂应从小剂量开始，逐渐增加剂量直至尿量增加，以体质量每天减轻 0.5 ～ 1.0 kg 为宜。一旦症状缓解、病情控制，即以最小有效剂量长期维持。每天体质量的变化是最可靠的监测利尿剂效果和调整利尿剂剂量的指标。

2. 血管紧张素转化酶抑制剂（angiotensin converting enzyme inhibitors，ACEI）

ACEI 是被证实能降低心衰患者病死率的药物，也是循证医学证据积累最多的药物，是公认的治疗心衰的基石和首选药物。对于所有 HFrEF 患者必须且终身使用，尤其是 PCI 术后的患者，除非有禁忌证或不能耐受。服用 ACEI 类药物的患者最主要的不耐受症状为干咳，此时可更换其他类型的 ACEI 或者直接更换为 ARB 类药物。使用 ACEI 类药物时应从小剂量开始，逐渐递增，直至达到目标剂量，一般每隔 1～2 周剂量倍增 1 次。滴定剂量及过程需个体化。调整到合适剂量应终身维持使用，避免突然撤药。同时应监测血压、血钾和肾功能。

ACEI 使用的禁忌证：曾发生致命性不良反应如喉头水肿，严重肾衰竭和妊娠妇女。以下情况慎用：双侧肾动脉狭窄，血肌酐＞ 265.2 μmol/L（3 mg/dl），血钾＞ 5.5 mmol/L，伴症状性低血压（收缩压＜ 90 mmHg，1 mmHg = 0.133 kPa），左心室流出道梗阻（如主动脉瓣狭窄、梗阻性肥厚型心肌病）等。

3. 血管紧张素Ⅱ受体阻滞剂（angiotensin receptor blocker，ARB）

ARB 可阻断血管紧张素Ⅱ（Ang Ⅱ）与 Ang Ⅱ的 1 型受体（AT1R）结合，从而阻断或改善因 AT1R 过度兴奋导致的不良作用，如血管收缩、水钠潴留、组织增生、胶原沉积、促进细胞坏死和凋亡等，这些都在心衰的发生、发展中起到推动作用。ARB 还可能通过加强 Ang Ⅱ与 Ang Ⅱ的 2 型受体结合发挥有益效应。几乎所有能用 ACEI 类药物的患者也可用 ARB 类药物。但目前多推荐 ARB 类药物用于不能耐受 ACEI 的患者。也可用于经利尿剂、ACEI 和 α 受体阻滞剂治疗后临床状况改善仍不满意，又不能耐受醛固酮受体拮抗剂的有症状心衰患者。使用过程中也应从小剂量开始，逐步将剂量增至目标推荐剂量或可耐受的最大剂量。ARB 可能引起低血压、肾功能不全和高血钾等；开始应用及改变剂量的 1～2 周内，应监测血压（包括不同体位血压）、肾功能和血钾。使用该类药物的极少数患者也会发生血管性水肿。

4. β 受体阻滞剂

PCI 术后所有患者均应规律使用 β 受体阻滞剂，对于 PCI 术后合并心衰的患者更应按照治疗指南规范使用，而且要终身使用。除非有禁忌证或不能耐受。禁忌证：心率低于 45 次 / 分、二至三度房室传导阻滞、PR 间期大于或等于 0.24 s、收缩压低于 100 mmHg、中到重度心衰。也有指南推荐 NYHA Ⅳ a 级心衰患者在严密监护和专科医师指导下谨慎应用。

由于长期持续性交感神经系统的过度激活和刺激，慢性心衰患者的心肌 β1 受体下调和功能受损，β 受体阻滞剂治疗可恢复 β1 受体的正常功能，使之上调。研究表明，长期应用（＞ 3 个月时）可改善心功能，提高左心室射血分数，治疗 4 ～ 12 个月，还能降低心室肌重量和容量、改善心室形状，提示心肌重构延缓或逆转。这是由于 β 受体阻滞剂发挥了改善内源性心肌功能的"生物学效应"。这种有益的生物学效应与此类药的急性药理作用截然不同。使用 β 受体阻滞剂时，起始剂量宜小，一般为目标剂量的 1/8，每隔 2 ～ 4 周剂量递增 1 次，滴定的剂量及过程需个体化。这样的用药方法是由 β 受体阻滞剂治疗心衰发挥独特的生物学效应所决定的。这种生物学效应往往需持续用药 2 ～ 3 个月才逐渐产生，而初始用药主要产生的药理作用是抑制心肌收缩力，可能诱发和加重心衰，为避免这种不良影响，起始剂量须小，递加剂量须慢。静息心率是评估心脏 β 受体有效阻滞的指标之一，通常心率降至 55 ～ 60 次 / 分的剂量为 β 受体阻滞剂应用的目标剂量或最大可耐受剂量。β 受体阻滞剂治疗心衰的独特之处就是能使猝死率显著降低 41% ～ 44%。使用 β 受体阻滞剂的主要不良反应：①低血压：一般出现于首剂或加量的 24 ～ 48 h 内，通常无症状，可自动消失。首先考虑停用可影响血压的药物如血管扩张剂，减少利尿剂剂量，也可考虑暂时将 ACEI 减量。如低血压伴有低灌注的症状，则应将 β 受体阻滞剂减量或停用，并重新评定患者的临床情况。②液体潴留和心衰恶化：用药期间如心衰有轻或中度加重，应加大利尿剂用量。如病情恶化，且与 β 受体阻滞剂应用或加量相关，宜暂时减量或退回至前一个剂量。如病情恶化与 β 受体阻滞剂应用无关，则无需停用，应积极控制使心衰加重的诱因，并加强各种治疗措施。③心动过缓和房室传导阻滞：如心率低于 55 次 / 分，或伴有眩晕等症状，或出现二度或三度房室传导阻滞，应减量甚至停药。

145

5. 醛固酮受体拮抗剂

醛固酮对心肌重构，特别是对心肌细胞外基质促进纤维增生的不良影响独立和叠加于 Ang Ⅱ 的作用。衰竭心脏心室醛固酮生成及活化增加，且与心衰严重程度成正比。长期应用 ACEI 或 ARB 时，起初醛固酮降低，随后即出现"逃逸现象"。因此，加用醛固酮受体拮抗剂，可抑制醛固酮的有害作用，对心衰患者有益。临床中使用较多的是螺内酯。醛固酮受体拮抗剂的适应证：LVEF ≤ 35%，NYHA Ⅱ～Ⅳ 级的患者；已使用 ACEI（或 ARB）和 β 受体阻滞剂治疗，仍持续有症状的患者（Ⅰ 类，A 级）；AMI 后、LVEF ≤ 40%，有心衰症状或既往有糖尿病史者（Ⅰ 类，B 级）。

在使用时从小剂量起始，逐渐加量，尤其螺内酯不推荐用大剂量：螺内酯，初始剂量 10～20 mg，1 次／天，目标剂量 20 mg，1 次／天。对于血钾＞ 5.0 mmol/L、肾功能受损者不宜应用。避免同时使用非甾体抗炎药和环氧合酶 -2 抑制剂，尤其是老年人。螺内酯可引起男性乳房增生症，为可逆性，停药后消失。

6. 地高辛

地高辛属于洋地黄类强心药物，洋地黄类药物通过抑制衰竭心肌细胞膜 Na^+/K^+-ATP 酶，使细胞内 Na^+ 水平升高，促进 Na^+-Ca^{2+} 交换，提高细胞内 Ca^{2+} 水平，发挥正性肌力作用。

目前认为其有益作用可能是通过降低神经内分泌系统活性，发挥治疗心衰的作用。适用于慢性 HFrEF 已应用利尿剂、ACEI（或 ARB）、β 受体阻滞剂和醛固酮受体拮抗剂，LVEF ≤ 45%，仍持续有症状的患者，伴有快速心室率的心房颤动患者尤为适合。已应用地高辛者不宜轻易停用。心功能 NYHA Ⅰ 级患者不宜应用地高辛。推荐维持量 0.125～0.25 mg/d，老年或肾功能受损者剂量减半。控制心房颤动的快速心室率时剂量可增加至 0.375～0.50 mg/d。应严格监测地高辛中毒等不良反应及药物浓度。

7. 伊伐布雷定

盐酸伊伐布雷定（Ivabradine）是第一个窦房结 If 电流选择特异性抑制剂，它单纯减缓心率的作用是近 20 年来稳定型心绞痛治疗药物最重要的进步。适用于窦性心律的 HFrEF 患者。使用 ACEI

或 ARB、β 受体阻滞剂、醛固酮受体拮抗剂，已达到推荐剂量或最大耐受剂量，心率仍然 ≥ 70 次 / 分，并持续有症状（NYHA Ⅱ ～ Ⅳ级）的患者可加用伊伐布雷定。不能耐受 β 受体阻滞剂、心率 ≥ 70 次 / 分的有症状患者，也可使用伊伐布雷定。推荐起始剂量 2.5 mg、2 次 / 日，根据心率调整用量，最大剂量 7.5 mg、2 次 / 日，患者静息心率宜控制在 60 次 / 分左右，不宜低于 55 次 / 分。

8. 血管紧张素受体脑啡肽酶抑制剂（angiotensin receptor neprilysin inhibitor，ARNI）

我们知道，ACEI/ARB 在心衰患者中的广泛应用使其死亡率下降了 20%；在此基础上联合醛固酮受体拮抗剂或者 β 受体阻滞剂又进一步降低死亡风险，分别降至 22% ～ 30% 和 30% ～ 35%。尽管 "金三角" 这一标准治疗心衰的方案在心衰患者中应用，但心衰患者的 5 年生存率仍不超过 50%。随着血管紧张素受体脑啡肽酶抑制剂——沙库巴曲缬沙坦的问世，这一僵局终将被打破，它也成为临床治疗心衰的里程碑式的发现。PARADIGM-HF 研究结果显示：沙库巴曲缬沙坦可有效降低心血管死亡及心衰住院风险，降低全因死亡率；同时可以积极改善症状和体力，提高患者的生活质量。当然，目前的研究发现，沙库巴曲缬沙坦不仅适用于 HFrEF 患者，在 HFpEF 患者中也同样有效。PARAMOUNT 研究显示使用沙库巴曲缬沙坦后射血分数保留性心衰患者的症状、生活质量改善，同时心脏超声等客观测量数据评估结果也有明显改善。

9. 其他药物

随着心衰研究的深入，其他一些非传统治疗心脏病的药物在研究中发现了很有价值的心衰治疗作用，比如以降糖为主要作用的钠-葡萄糖转运蛋白受体 2（SGLT-2）拮抗剂，代表药物如达格列净、坎格列净等。DAPA-HF 研究的主要终点事件是心衰恶化和心血管死亡，结果显示无论是否合并糖尿病，使用达格列净组的心衰恶化及心血管死亡的风险明显低于空白对照组。

我国目前心衰治疗在药物治疗方面也有一些新的变化：①对血管紧张素转化酶抑制剂 / 血管紧张素受体阻滞剂、β 受体阻滞剂的使用原则做了修正，提出了 "尽早使用" 和 "尽早联合使用" 的新的观念。理解如下：若患者原来正在服用这两种药，即便当时有心衰加重失代偿情况，如果没有血压过低和心率过慢等禁忌证，可以继续使用；如果过去没有使用，而且没有以上禁忌证，可以和利尿剂合用，而不必等到"干体重"后再加用。②将醛固酮受体拮抗剂的适用范畴扩大到了纽约心脏协会心功能Ⅱ级以上，且有症状的心衰；将"金三角"（β受体阻滞剂、ACEI/ARB、醛固酮受体拮抗剂）推荐为慢性HFrEF药物治疗的基本方案，凸显了醛固酮受体拮抗剂的治疗地位。③对于改善心肌代谢的药物也做了部分肯定的描述，如曲美他嗪、辅酶Q10和左卡尼汀。对于PCI术后合并心衰的患者建议积极给予曲美他嗪联合治疗。④肯定了中药在治疗心衰中的地位：在一项多中心、随机、安慰剂对照研究中心，给予标准和优化抗心衰治疗时联合应用中药，可显著降低慢性心衰患者N末端利钠肽前体（NT-proBNP）的水平。

（三）非药物治疗

1. 心脏再同步化治疗（CRT）

心衰患者心电图上有QRS波时限延长＞120 ms提示可能存在心室收缩不同步。对于存在左右心室显著不同步的心衰患者，CRT可恢复正常的左右心室及心室内的同步激动，减轻二尖瓣反流，增加心输出量，改善心功能。

（1）适应证：适用于窦性心律，经标准和优化的药物治疗至少3～6个月仍持续有症状、LVEF降低，根据临床状况评估预期生存超过1年，且状态良好，并符合以下条件的患者。

NYHA Ⅲ或Ⅳa级患者：

1）LVEF ≤ 35%，且伴左束支传导阻滞（LBBB）及QRS ≥ 150 ms，推荐植入CRT或心脏再同步治疗-除颤器（CRT-D）。

2）LVEF ≤ 35%，并伴以下情况之一：

①LBBB且120 ms ≤ QRS ＜ 150 ms，可植入CRT或CRT-D；

②非LBBB但QRS ＞ 150 ms，可植入CRT/CRT-D；

3）有常规起搏治疗但无CRT适应证的患者，如LVEF ≤ 35%，预计心室起搏比例＞40%，无论QRS波时限，预期生存超过1年，且状态良好, 可植入 CRT。

NYHA Ⅱ级患者:

1) LVEF ≤ 30%, 伴 LBBB 及 QRS ≥ 150 ms, 推荐植入 CRT, 最好是 CRT-D。

2) LVEF ≤ 30%, 伴 LBBB 及 130 ms ≤ QRS < 150 ms, 可植入 CRT 或 CRT-D。

3) LVEF ≤ 30%, 非 LBBB 但 QRS > 150 ms, 可植入 CRT 或 CRT-D。非 LBBB 且 QRS < 150 ms, 不推荐。

NYHA Ⅰ级患者:

LVEF ≤ 30%, 伴 LBBB 及 QRS ≥ 150 ms, 缺血性心肌病, 推荐植入 CRT 或 CRT-D。

永久性房颤, NYHA Ⅲ或Ⅳ a 级, QRS ≥ 120 ms、LVEF ≤ 35%, 能以良好的功能状态预期生存大于 1 年的患者, 以下 3 种情况可以考虑植入 CRT 或 CRT-D: ①固有心室率缓慢需要起搏治疗; ②房室结消融后起搏器依赖; ③静息心室率 ≤ 60 次 / 分、运动时心率 ≤ 90 次 / 分。但需尽可能保证双心室起搏, 否则可考虑房室结消融。

(2) 处理要点: 应严格掌握适应证, 选择适当治疗人群, 特别是有效药物治疗后仍有症状的患者。要选择理想的左心室电极导线植入部位, 通常为左心室侧后壁。术后优化起搏参数, 包括 AV 间期和 VV 间期的优化。尽量维持窦性心律及降低心率, 尽可能实现 100% 双心室起搏。术后继续规范化药物治疗。

2. 埋藏式心脏复律除颤器(implantable cardioverter defibrillator, ICD)

中度心衰患者逾半数以上死于严重室性心律失常所致的心脏性猝死, ICD 能降低猝死率, 可用于心衰患者猝死的一级预防, 也可降低心脏停搏存活者和有症状的持续性室性心律失常患者的病死率, 即用作心衰患者猝死的二级预防。

(1) 适应证

1) 二级预防: 慢性心衰伴低 LVEF, 曾有心脏停搏、心室颤动(室颤)或室性心动过速(室速)伴血流动力学不稳定。

2) 一级预防: LVEF ≤ 35%, 长期优化药物治疗后(至少 3 个月以上）NYHA Ⅱ 或 Ⅲ 级，预期生存期＞ 1 年，且状态良好。

①缺血性心衰：MI 后至少 40 天，ICD 可减少心脏性猝死和总死亡率；

②非缺血性心衰：ICD 可减少心脏性猝死和总死亡率。

（2）注意事项：适应证的掌握主要根据心脏性猝死的危险分层、患者的整体状况和预后，要因人而异。猝死的高危人群，尤其为 MI 后或缺血性心肌病患者，符合 CRT 适应证，应尽量植入 CRT-D。所有接受 ICD 治疗的低 LVEF 患者，应密切注意植入的细节、程序设计和起搏功能。

3. 左心室辅助装置（LVAD）

ROANDMAP 研究显示：NYHA Ⅲ / Ⅳ 级心衰患者接受 LVAD 治疗后 1 年存活率与 6 min 步行距离优于最佳药物治疗者；患者心功能改善 Ⅰ 或 Ⅱ 级。

（1）经皮左心室辅助装置（PLVAD）：PLVAD 因其具有植入创伤小、无需体外循环、操作简单的特点，是未来发展的方向。PLVAD 有 TandemHeart pLVAD 系统和 Impella 体外循环支持系统两种。

（2）体外膜肺氧合（ECMO）：ECMO 简称肺膜，其技术源于心外科的体外循环（CBP），是 CBP 技术范围的扩大和延伸，可对需要外来辅助呼吸和（或）循环功能不全的患者进行有效的呼吸循环支持。

二、急性心力衰竭

急性心衰是指心衰症状和体征迅速发生或恶化。临床上以急性左心衰竭最为常见。急性左心衰竭是指急性发作或加重的左心功能异常所致的心肌收缩力明显降低、心脏负荷加重，造成急性心排血量降低、肺循环压力突然升高、周围循环阻力增加，从而引起肺循环充血而出现急性肺淤血、肺水肿，以及伴组织器官灌注不足的心源性休克的一种临床综合征。临床上主要有 Killip 法、Forrester 法和临床程度床边分级三种方法来评估急性左心衰竭严重程度。

急性心衰的治疗在内科学教材及相应的治疗指南中都有详细介

绍，治疗原则与慢性心衰是一样的，急性心衰的不同在于发病急、病情危重，需要在最短的时间内减轻心脏负荷，所以利尿和扩血管在急性心衰的抢救过程中显得尤为重要。

1. 利尿剂（Ⅰ类，B 级）

（1）袢利尿剂适用于急性心衰伴肺循环和（或）体循环明显淤血以及容量负荷过重的患者。袢利尿剂如呋塞米、托拉塞米、布美他尼静脉应用可在短时间里迅速降低容量负荷，应首选，及早应用。常用呋塞米，宜先静脉注射 20 ～ 40 mg，继以静脉滴注 5 ～ 40 mg/h，其总剂量在起初 6 h 不超过 80 mg，起初 24 h 不超过 160 mg。亦可应用托拉塞米 10 ～ 20 mg 静脉注射。如果平时使用袢利尿剂治疗，最初静脉剂量应等于或超过长期每日所用剂量。托伐普坦推荐用于充血性心衰、常规利尿剂治疗效果不佳、有低钠血症或有肾功能损害倾向患者，可显著改善充血相关症状，且无明显短期和长期不良反应，对心衰伴低钠的患者能降低心血管疾病所致病死率。建议剂量为 7.5 ～ 15.0 mg/d 开始，疗效欠佳者逐渐加量至 30 mg/d。利尿剂使用后利尿效果不佳时，应以 2 种及以上利尿剂低剂量联合使用，其疗效优于单一利尿剂的大剂量，且不良反应更少。联合应用利尿剂仅适合短期应用，并需更严密监测，以避免低钾血症、肾功能不全和低血容量。

2. 血管扩张药

血管扩张药用于急性心衰早期阶段。收缩压水平是评估此类药是否适宜的重要指标。收缩压＞ 110 mmHg 的患者通常可安全使用；收缩压在 90 ～ 110 mmHg 时应谨慎使用；收缩压＜ 90 mmHg，禁忌使用，因可能增加急性心衰患者的病死率。此外，HFpEF 患者因对容量更加敏感，使用血管扩张剂应小心。扩血管作用发挥后可降低左、右心室充盈压和全身血管阻力，也降低收缩压，从而减轻心脏负荷，但目前尚无证据表明有改善预后的效果。血管扩张药主要有硝普钠、硝酸酯类、萘西利肽（重组人 BNP）等，血管扩张药应用过程中要密切监测血压，根据血压调整合适的维持剂量。

硝普钠适用于严重心衰、原有后负荷增加以及伴肺淤血或肺水肿患者。临床应用宜从小剂量 0.3 μg/（kg·min）开始，可酌情逐渐增加剂量至 5 μg/（kg·min），静脉滴注，通常疗程不要超过 72 h。由于具强效降压作用，应用过程中要密切监测血压，根据血压调整合适的维持剂量。停药应逐渐减量，并加用口服血管扩张药，以避免反跳现象。

奈西立肽的主要药理作用是扩张静脉和动脉（包括冠状动脉），从而降低前、后负荷，故将其归类为血管扩张药。它具有一定的促进钠排泄和利尿作用；还可抑制 RAAS 和交感神经系统。应用方法：先给予负荷剂量 1.5 ~ 2 μg/kg 静脉缓慢推注，继以 0.01 μg/（kg·min）静脉滴注；也可不用负荷剂量而直接静脉滴注。疗程一般 3 天。

3. 正性肌力药物

适用于低心排血量综合征，如伴症状性低血压（≤ 85 mmHg）或心排血量（CO）降低伴循环淤血患者，可缓解组织低灌注所致的症状，保证重要脏器血液供应。主要药物有：多巴酚丁胺、多巴胺及磷酸二酯酶抑制剂及新型的钙离子增敏剂——左西孟旦。

（1）多巴酚丁胺：短期应用可增加心输出量，改善外周灌注，缓解症状。对于重症心衰患者，连续静脉应用会增加死亡风险。用法：2 ~ 20 μg/（kg·min）静脉滴注。

（2）左西孟旦：一种钙离子增敏剂，通过结合于心肌细胞上的肌钙蛋白促进心肌收缩，还通过介导 ATP 敏感的钾通道而发挥血管舒张作用和轻度抑制磷酸二酯酶的效应。其正性肌力作用独立于 β 肾上腺素能刺激，可用于正接受 β 受体阻滞剂治疗的患者。该药在缓解临床症状、改善预后等方面不劣于多巴酚丁胺，且使患者的 BNP 水平明显下降。冠心病患者应用不增加病死率。用法：首剂 12 mg/kg 静脉注射（> 10 min），继以 0.1 μg/（kg·min）静脉滴注，可酌情减半或加倍。对于收缩压 < 100 mmHg 的患者，不需负荷剂量，可直接用维持剂量，防止发生低血压。应用时需监测血压和心电图，避免血压过低和心律失常的发生。

4. 血管收缩药物

对外周动脉有显著缩血管作用的药物，如去甲肾上腺素、肾上腺素等，多用于尽管应用了正性肌力药物仍出现心源性休克，或合并显著低血压状态时。这些药物可以使血液重新分配至重要脏器，收缩外周血管并提高血压，但以增加左心室后负荷为代价。这些药物具有正性肌力活性，也有类似于正性肌力药的不良反应。

5. 重组人脑利钠肽

人脑利钠肽与特异性的利钠肽受体相结合，引起细胞内环单磷酸鸟苷（cGMP）的浓度升高和平滑肌细胞的舒张。作为第二信使，cGMP 能扩张动脉和静脉，迅速降低全身动脉压、右心房压和肺毛细血管楔压，从而降低心脏的前后负荷。同时该药也可以起到利尿及积极的抑制心肌重构作用，可以减轻心衰患者的呼吸困难程度和水钠潴留症状。

6. 非药物治疗

（1）主动脉内球囊反搏（IABP）：可有效改善心肌灌注，又降低心肌耗氧量和增加心输出量。适应证：① AMI 或严重心肌缺血并发心源性休克，且不能由药物纠正；②伴血流动力学障碍的严重冠心病（如 AMI 伴机械并发症）；③心肌缺血或急性重症心肌炎伴顽固性肺水肿；④作为左心室辅助装置（LVAD）或心脏移植前的过渡治疗。对其他原因的心源性休克是否有益尚无证据。

（2）血液净化治疗

适应证：①出现下列情况之一时可考虑采用超滤治疗（Ⅱa 类，B 级）：高容量负荷如肺水肿或严重的外周组织水肿，且对利尿剂抵抗；低钠血症（血钠＜ 110 mmol/L）且有相应的临床症状如神志障碍、肌张力减退、腱反射减弱或消失、呕吐以及肺水肿等。超滤对急性心衰有益，但并非常规手段。②肾功能进行性减退，血肌酐＞ 500 μmol/L 或符合急性血液透析指征的其他情况可行血液透析治疗。

总之，心力衰竭的治疗重在预防。对于经皮冠状动脉介入治疗后患者，在规范抗血小板治疗的基础上，应尽早给予 ACEI/ARB、β 受体阻滞剂等药物治疗，而且要达到目标剂量或者最大耐受量。

（邓纪钊）

参考文献

［1］Faiez Zannad. Eplerenone in Patients with Systolic Heart Failure and Mild Symptoms. The New England Journal of Medicine，2011，364（1）：11-21.

［2］John D. Gazewood. Heart Failure with Preserved Ejection Fraction Diagnosis and Management. American Academy of Family Physicians，2017，96（9）：582-588.

［3］Lytvyn，Y. Sodium Glucose Cotransporter-2 Inhibition in Heart Failure：Potential Mechanisms，Clinical Applications，and Summary of Clinical Trials. Circulation，2017，136（17）：1643-1658.

［4］Milton P Acker. Effect of Carvedilol on Survival in Severe Chronic Heart Failure. The New England Journal of Medicine，2001，344（22）：1651-1658.

［5］Mc Murray. Dapagliflozin in Patients with Heart Failure and Reduced Ejection Fraction. N Engl J Med，2019，381（21）：1995-2008.

［6］Seferovic，P. M. Clinical Practice Update on Heart Failure 2019：Pharmacotherapy，Procedures，Devices and Patient Management. An Expert Consensus Meeting Report of the Heart Failure Association of the European Society of Cardiology. Eur J Heart Fail，2019，21（10）：1169-1186.

［7］Solomon. Angiotensin-Neprilysin Inhibition in Heart Failure with Preserved Ejection Fraction. N Engl J Med，2019，381（17）：1609-1620.

［8］中华医学会心血管病学分会心力衰竭学组 . 中国心力衰竭诊断和治疗指南 2018. 中国心血管病杂志，2018，46（10）：760-789.

第十一节　PCI 术后合并心房颤动的抗栓治疗

目前，越来越多心房颤动（房颤）合并冠心病的患者 PCI 术后需要抗栓治疗。抗栓治疗方案包括双联抗血小板治疗（DAPT：$P2Y_{12}$ 受体拮抗剂＋阿司匹林）、三联抗栓治疗（DAPT ＋口服抗凝药：$P2Y_{12}$ 受体拮抗剂＋阿司匹林＋维生素 K 拮抗剂）、抗血小板单药联合抗凝治疗等。临床医师通过临床研究和实践不断探讨房颤患者合并冠心病 PCI 术后抗栓治疗策略如何优化。但房颤合并冠心病患者治疗策略受很多因素影响，如患者冠心病的类型、血栓风险、出血风险、支架类型等。因此，随着大型临床试验的揭晓，临床医生越来越关注如何有效预防房颤相关卒中，并且平衡相关的支架内血栓和出血风险。

一、房颤合并冠心病患者临床特点及房颤患者 PCI 术后的抗栓治疗现状

房颤合并冠心病的发生率约 30% ～ 40%。以美国及欧洲为例，大约 15% 的房颤患者曾有心肌梗死病史，5% ～ 15% 的房颤患者可能会经历 PCI。房颤与冠心病有很强的关联性，它们有许多交叉危险因素，如年龄等。ACS 患者可能因激活血小板导致动脉系统血栓事件，PCI 术后采取抗血小板治疗以预防血栓或缺血事件的发生；而房颤患者采用抗凝治疗防治因血液的涡流和凝血系统的激活形成的血栓栓塞事件。所以，PCI 术后合并房颤的患者应抗凝和抗血小板联合治疗。

关于房颤合并冠心病的处理，主要原则是权衡出血风险与血栓栓塞风险，根据临床经验调整抗凝与抗血小板的联合方案。

2016 年 ESC 指南中抗血小板药物预防房颤卒中地位下降，口服抗凝药物地位提升，推荐级别从 Ⅱ a 类，A 级（2012 年）提高到 Ⅰ 类，A 级（2016 年）。我国目前临床对房颤合并 PCI 术后患者采

155

取抗凝联合抗血小板，尤其是新型口服抗凝药（NOAC）联合抗血小板药物。

临床治疗方案需要循证医学证据的支持。美国胸科医师学会（ACCP）的推荐主要基于以下三点：①出血风险；②冠心病类型（ACS 或稳定型心绞痛）；③置入支架的类型（药物洗脱支架还是金属裸支架）。

在预防房颤相关的缺血性和栓塞性事件方面，口服抗凝药（OAC）虽然比 DAPT 更加有效，但是在减少支架内血栓形成风险方面，OAC 却不如 DAPT。关于房颤合并冠状动脉支架置入术后的 Meta 分析显示，三联抗栓治疗 1 个月内大出血事件发生率为 2.2%，1 年内大出血事件发生率为 4% ~ 12%。

二、新型口服抗凝药在三联抗栓治疗中的定位

既往，维生素 K 拮抗剂（VKA）华法林作为房颤患者的常规抗凝治疗方案，其临床使用却受到诸多条件的限制，如：治疗窗口狭窄、胃肠道出血风险增加、与食物或其他药物存在相互作用、需频繁监测，导致患者依从性较差。这些缺陷推动了疗效相似而安全性更高的新型口服抗凝药的诞生。2016 年欧洲心脏病学会心房颤动管理指南指出心房颤动使用 OAC 者，推荐首选 NOAC。

2013 年 WOEST 研究最早对双联抗栓（华法林＋ $P2Y_{12}$ 受体拮抗剂）起始治疗替代经典三联抗栓起始治疗进行了探讨，获得了出血更少、抗栓疗效相似的结果。近年来 PIONEER AF-PCI（利伐沙班 *vs.* 华法林）和 RE-DUAL PCI™（达比加群 *vs.* 华法林）两项研究为非瓣膜房颤患者 ACS/PCI 术后抗栓新指南的制定进一步提供了依据。最大亮点是将三联→双联→单药的复杂过程，简化为双联（NOAC ＋ $P2Y_{12}$ 受体拮抗剂）→单药抗凝，使得临床医生的决策难度很大程度上下降，患者抗栓管理简化，可能减少潜在的风险。

2016 年 AHA 大会上公布的 PIONEER AF-PCI 研究显示：利伐沙班两种剂型（低剂量利伐沙班 15 mg 1 次 / 日与极低剂量利伐沙班 2.5 mg 2 次 / 日）用法的安全性事件均少于三联方案；两组利伐

沙班方案有效性不劣于三联方案。

2017 年揭晓的 RE-DUAL PCI 研究对比达比加群酯（110 mg 或 150 mg，2 次 / 日）和一种 $P2Y_{12}$ 受体拮抗剂（氯吡格雷或替格瑞洛）双联抗栓治疗与华法林、一种 $P2Y_{12}$ 受体拮抗剂（氯吡格雷或替格瑞洛）和小剂量阿司匹林（根据支架类型给予 1 个月或 3 个月）三联抗栓治疗。结果显示：达比加群酯双联治疗非劣效于华法林三联治疗；达比加群酯两个剂量双联治疗均显著降低国际血栓形成与止血学会（ISTH）大出血和临床相关非大出血事件发生率。

三、近几年相关管理指南中的建议

ACS/PCI 合并房颤，联合抗栓治疗方案须关注四个维度。首先考虑卒中风险（第一层）：卒中风险的高低决定房颤患者是否需要抗凝治疗；其次考虑出血风险（第二层）：出血风险的高低决定联合抗栓治疗（三联或双联）的时程；第三考虑临床类型（第三层）：临床类型包括 ACS 合并或不合并 PCI、稳定性冠心病（SCAD）择期 PCI，临床类型也决定联合抗栓治疗的时程；最后考虑治疗选择（第四层）：治疗选择包括药物类别、联合方案及治疗时程三个方面。

血栓栓塞性并发症是房颤致死、致残的主要原因，对于血栓栓塞事件风险高的房颤患者进行规范化抗凝治疗可以显著改善预后。建议采用 CHA2DS2-VASc 评分（表 4-10）进行卒中风险评估，采用 HAS-BLED 评分（表 4-11）进行抗凝出血风险评估。

2016 年中国 PCI 指南指出：需要抗凝治疗的房颤患者，PCI 术后不应中断原有的抗凝治疗。

稳定性冠心病合并房颤，有卒中风险者，PCI 术后三联治疗（OAC + DAPT）1 个月；ACS 合并房颤，有卒中风险者，PCI 术后三联治疗 1 ~ 6 个月；若未置入支架，阿司匹林或氯吡格雷联合口服抗凝药双联治疗 12 个月；主张尽可能缩短三联治疗时程，同时平衡冠状动脉缺血和出血风险；某些患者使用氯吡格雷加口服抗凝药的双联方案可以替代三联治疗方案［$P2Y_{12}$ 受体拮抗剂建议选用氯吡格雷；华法林的目标 INR 2 ~ 2.5；低剂量阿司匹林（≤ 100 mg/d）；

表 4-10 CHA2DS2-VASc 评分

危险因素	CHA2DS2-VASc 评分
慢性心衰 / 左心功能障碍（C）	1
高血压（H）	1
年龄 > 75 岁（A）	2
糖尿病（D）	1
卒中 /TIA/ 血栓栓塞病史（S）	2
血管疾病（V）	1
年龄 65 ～ 74 岁（A）	1
性别（女性）（Sc）	1
最高积分	9

CHA2DS2-VASc 评分结果判定：评分 ≥ 2，推荐口服抗凝药物；评分为 1，可选择阿司匹林或抗凝药物，但是推荐口服抗凝药物；评分为 0，可选择阿司匹林或不用抗栓治疗，推荐不抗栓治疗

表 4-11 HAS-BLED 评分

字母代号	临床疾病	评分
H（Hypertension）	高血压	1
A（Abnormal renal and liver function）	肝、肾功能不全	各 1 分
S（Stroke）	卒中	1
B（Bleeding）	出血	1
L（Labile INRs）	异常 INR 值	1
E（Elderly）	年龄 > 65 岁	1
D（Drugs or alcohol）	药物或饮酒	各 1 分

（药物指 NSAID 或抗血小板药物）总分 ≥ 3 分为出血高危患者

注：高血压：收缩压 ≥ 160 mmHg；肾功能异常：长期肾脏透析或肾移植术后，或血清肌酐 ≥ 200 μmol/L；肝功能异常：慢性肝病或严重肝功能损害的生化指标异常（胆红素 ≥ 正常高限 2 倍伴转氨酶 ≥ 正常高限 3 倍）；出血：过去有出血或现在有出血倾向；异常 INR 值：INR 达标治疗时间小于总时间的 60%；药物或饮酒：同时用抗血小板药物、非甾体抗炎药（NSAID）等。≥ 3 分提示出血高危，无论接受抗凝还是阿司匹林治疗，都应谨慎，并加强监测

NOACs：利伐沙班 2.5 mg 2 次 / 日〕。若出血风险高（例如，HAS-BLED ≥ 3）三联治疗时程可以缩短为 1 个月，曾有胃肠道出血或胃肠道出血高风险的患者建议使用质子泵抑制剂。双联治疗（OAC ＋ 阿司匹林或 P2Y$_{12}$ 受体拮抗剂）：一般持续至 1 年〔NOAC：利伐沙班 15 mg 1 次 / 日，达比加群酯 150 mg 2 次 / 日；P2Y$_{12}$ 受体拮抗剂：氯吡格雷，替格瑞洛〕。对于高出血风险的 SCAD 择期 PCI 患者，双联治疗时程可以缩短为半年。单用抗凝治疗：对于 CHA2DS2-VASc 评分 ≥ 1 的房颤患者，PCI 术后 1 年以后的稳定期可以选择单用一种 OAC 治疗。

　　房颤合并颅内出血后，目前的证据是基于共识和回顾性数据分析。建议停止抗凝药物治疗的情况包括：颅内出血发生在抗凝药物达标情况下，颅内出血发生在已停用或低剂量使用 NOAC 时，年龄较大，血压控制欠佳，皮肤出血，严重颅内出血，多处微出血，出血原因不能被移除或治疗，长期饮酒，PCI 术后需双重抗血小板治疗。可恢复使用抗凝药物治疗的情况包括：出血是由于华法林过量导致，颅内出血是由于创伤或其他可以治疗的原因导致，年轻患者，血压良好，基底节区出血，无或轻微白质损伤，已经手术切除硬膜下血肿，动脉瘤导致的蛛网膜下腔出血，有高危脑梗死风险。可于 4 ～ 8 周后选择低出血风险抗凝药物治疗。

　　2018 ESC 关于 PCI 术后合并房颤的抗栓指南推荐：置入冠状动脉支架的患者围术期应用阿司匹林和氯吡格雷；无论何种支架应考虑进行 1 个月阿司匹林、氯吡格雷、OAC 组成的三联治疗；高缺血风险患者权衡出血风险后应考虑进行 1 ～ 6 个月阿司匹林、氯吡格雷、OAC 组成的三联治疗；出血风险大于缺血风险患者应考虑 1 个月 75 mg/d 的氯吡格雷和 OAC 组成的双联抗栓治疗替代三联治疗；接受 OAC 治疗患者 12 个月内可停用抗血小板治疗；维生素 K 拮抗剂与阿司匹林或氯吡格雷联用时的 INR 目标值应低于目标范围；NOAC 与阿司匹林或氯吡格雷联用时使用预防房颤脑卒中的最低有效剂量；利伐沙班与阿司匹林或氯吡格雷联用时利伐沙班剂量为 15 mg/d，而不是 20 mg/d；不推荐替格瑞洛或普拉格雷与阿司匹林和 OAC 组合作为三联抗栓治疗方案。

接受口服抗凝药（OAC）治疗患者避免出血风险的策略：运用缺血和出血风险评估，调整危险因素；三联治疗时间尽可能缩短，PCI 术后考虑双联治疗（口服抗凝药加氯吡格雷）代替三联疗法；VKA 与阿司匹林或氯吡格雷联用时的 INR 目标值应低于目标范围，并尽量将 INR 在治疗范围的有效时间控制大于 65% ～ 70%；选择氯吡格雷作为 P2Y$_{12}$ 受体拮抗剂，应用不超过 100 mg/d 的阿司匹林；常规应用质子泵抑制剂。

此外，房颤合并稳定性冠心病患者使用 OAC 单药治疗是最佳方案。

2018 ESC/EHRA 联合共识声明对房颤合并急性冠脉综合征和（或）接受经皮冠状动脉介入治疗患者的抗栓治疗管理推荐：对于房颤患者，应使用 CHA2DS2-VASc 评分和 HAS-BLED 评分评估卒中和出血风险。卒中和出血风险危险分级是个动态的过程，应定期评估。

2018 年北美房颤患者 PCI 术后抗栓治疗共识中，对于接受 PCI 的房颤患者的抗栓治疗策略和持续时间推荐如下：对于术前均建议三联治疗，术后一种 NOAC 加单用抗血小板药物（SAPT）的两联治疗持续至 1 年，1 年后单用 NOAC 治疗；对于高缺血 / 低出血风险的患者，三联治疗可以持续至术后 1 个月，1 个月后 NOAC ＋ SAPT 持续至 1 年，1 年后同样单用 NOAC 治疗；对于低缺血 / 高出血风险患者，术后 NOAC ＋ SAPT 持续至半年，半年后单用 NOAC 治疗。SAPT 中 P2Y$_{12}$ 受体拮抗剂优于阿司匹林，P2Y$_{12}$ 受体拮抗剂中首选氯吡格雷，但对于高缺血 / 低出血风险的患者，可选择替格瑞洛。抗凝药物推荐无禁忌的情况下，首选 NOAC。PCI 前已使用 VKA 的患者，如果 INR 值控制良好且无相关并发症，支架置入后推荐继续口服 VKA 治疗。VKA 仍是房颤合并中重度二尖瓣狭窄或机械人工心脏瓣膜患者的唯一治疗选择，并且严重肾功能不全患者首选 VKA。抗凝时间：推荐使用 OAC 的房颤患者，无禁忌证下抗凝治疗应持续终身。

（吕颖）

参考文献

［1］Camm A J, Kirchhof P, Lip G Y, et al. Guidelines for the management of atrial fibrillation: the Task Force for the Management of Atrial Fibrillation of the European Society of Cardiology（ESC）. Europace, 2010, 12（10）: 1360-1420.

［2］Paikin J S, Wright D S, Crowther M A, et al. Triple antithrombotic therapy in patients with atrial fibrillation and coronary artery stents. Circulation, 2010, 121（18）: 2067-2070.

［3］Gibson, C Michael, Mehran, et al. Prevention of Bleeding in Patients with Atrial Fibrillation Undergoing PCI. N Engl J Med, 2016, 375: 2423-2434.

［4］Kirchhof P, Benussi S, Kotecha D, et al. 2016 ESC Guidelines for the management of atrial fibrillation developed in collaboration with EACTS. European Heart Journal, 2016, 37: 2893-2962.

［5］Nishimura R A, Otto C M, Bonow R O, et al. 2017 AHA/ACC Focused Update of the 2014 AHA/ACC Guideline for the Management of Patients With Valvular Heart Disease. Journal of the American College of Cardiology, 2017: 252-289.

［6］Doherty J U, Gluckman T J, Hucker W J, et al. 2017 ACC Expert Consensus Decision Pathway for Periprocedural Management of Anticoagulation in Patients With Nonvalvular Atrial Fibrillation. Journal of the American College of Cardiology, 2017, 69（7）: 871-898.

［7］EHRA. Updated European Heart Rhythm Association Practical Guide on the use of non-vitamin K antagonist anticoagulants in patients with non-valvular atrial fibrillation. Europace, 2015, 17: 1467-1507.

［8］AHA/ACC/HRS. 2014 AHA/ACC/HRS Guideline for the Management of Patients With Atrial Fibrillation. Journal of the American College of Cardiology, 2014, 64（21）: e1-76.

［9］ACC/AHA. 2016 ACC/AHA Guideline focused update on duration of dual antiplatelet therapy in patients With coronary artery disease. Journal of the American College of Cardiology, 2016, 68（10）: 1116-1139.

［10］中华医学会心血管病学分会介入心脏病学组, 中国医师协会心血管内科医师分会血栓防治专业委员会, 中华心血管病杂志编辑委员会. 中国经皮冠状动脉介入治疗指南（2016）. 中华心血管病杂志, 2016, 44（5）: 382-400.

［11］黄从新, 张澍, 黄德嘉, 等. 心房颤动: 目前的认识和治疗建议——2015. 中国心脏起搏与心电生理杂志, 2015, 29（5）: 377-434.

［12］张澍, 杨艳敏, 黄从新, 等. 中国心房颤动患者卒中预防规范. 中华心律

失常学杂志，2015，19（6）：162-173.

[13] 中华心血管病杂志血栓循证工作组. 非瓣膜病心房颤动患者应用新型口服抗凝药物中国专家建议. 中华心血管病杂志，2014，42（5）：362-369.

[14] Marco V，B Héctor，Byrne R A，et al. 2017 ESC focused update on dual antiplatelet therapy in coronary artery disease developed in collaboration with EACTS. European Heart Journal. 2017：e1-48.

[15] Gregory Y.H. Lip，Jean-Phillippe Collet，Michael Haude，et al. 2018 Joint European consensus document on the management of antithrombotic therapy in atrial fibrillation patients presenting with acute coronary syndrome and/or undergoing percutaneous cardiovascular interventions. Europace，2018，31：2847-2850.

[16] Dominick J. A，Shaun G. G，Deepak L. B，et al. Therapy in Patients With Atrial Fibrillation Treated With Oral Anticoagulation Undergoing Percutaneous Coronary Intervention A North American Perspective-2018 Update. Circulation，2018，138：527-536.

第十二节 PCI 术后非心脏手术围术期处理

PCI 术后非心脏手术围术期并发症的风险取决于患者术前的状况、合并症的情况、外科手术的紧迫性、手术大小、类型及持续时间。下列患者心脏并发症的风险升高：明确诊断或无症状的缺血性心脏病（IHD）、左心室功能不全、心脏瓣膜疾病（VHD）、心律失常，以及既往经历较长时间血流动力学及心脏负荷异常状态的外科手术患者。老龄化自身对于非心脏手术心血管疾病（CVD）并发症的影响较小，急症或重症心脏、肺部及肾脏疾病与 CVD 并发症风险关联性更为显著。

2014 ACC/AHA 非心脏手术围术期心血管评估与治疗指南与 2014 ESC/ESA 非心脏手术心血管疾病评估及防治指南主要为接受非心脏手术成人患者的围术期心血管评估和治疗提供指导，包括围术期风险评估、心血管检测和围术期药物治疗以及监测等，具体包括：①围术期风险评估，指导手术的选择或操作；②评估相关治疗是否有改变的必要，为治疗的更改做出决策；③明确需要长期治疗的心血管疾病或危险因素。危险分层简化归类为低风险（主要不良心脏事件风险＜1%，能够安全接受手术治疗，不用延期）和风险升高（主要不良心脏事件风险≥1%）。

一、围术期冠心病的心脏评估

手术引起应激导致心肌供氧需求增高，血液高凝状态，增加 CVD 风险。而 PCI 术后稳定性冠心病患者，由于接受抗栓治疗存在出血风险，应权衡缺血和出血风险，个体化治疗。

2017 ESC 指南推荐使用 PRECISE-DAPT 和 DAPT 评分系统帮助更好地决策双联抗血小板治疗的时间（Ⅱb 类，A 级）。PRECISE-DAPT 评分分值≥25 提示出血风险高，建议短期 DAPT（即 3～6 个月），分值＜25 提示出血风险低，建议标准或长期 DAPT（即

163

12 ～ 24 个月）。DAPT 评分分值≥ 2 建议长期 DAPT（即 30 个月），分值＜ 2 建议标准 DAPT（即 12 个月）。

缺血高危的定义：年龄≥ 50 岁，合并下列任何一项或者更多项的高危因素：年龄≥ 65 岁，需要治疗的糖尿病，既往心肌梗死病史，多支血管疾病，肾功能不全，肌酐清除率＜ 60 ml/min。支架相关再发缺血事件的高风险因素：足量抗血小板治疗情况下出现支架内血栓的病史，高 SYNTAX 评分（≥ 33 分），对仅存的一支开放血管行支架置入术，弥漫性多支血管病变，尤其是糖尿病患者，慢性肾脏疾病（如肌酐清除率＜ 60 ml/min），置入支架≥ 3 个，处理的病变≥ 3 处，分叉处置入 2 个支架，总支架长度≥ 60 mm，对慢性完全闭塞病变（CTO）进行治疗。

除上述评估外，还需进行下列风险评估。

1. 冠心病的 MACE 风险评估（表 4-12 至表 4-14）

第一步：评估非心脏手术的紧急性。第二步，如 PCI 术后属于稳定性冠心病，可使用美国外科医师协会的全国手术质量改进计划（NSQIP）风险计算器结合修正心脏风险指数（RCRI）（RCRI 涉及 6 项预测风险因素：肌酐≥ 2 mg/dl，心衰，胰岛素依赖型糖尿病，经胸、腹腔手术或腹股沟以上的大血管手术，既往卒中或短暂性脑缺血发作，缺血性心脏病；0 ～ 1 个风险因素为低危，≥ 2 个

表 4-12　心血管疾病患者术前风险分层建议		
推荐	推荐类别	证据等级
推荐临床使用风险指标进行患者术前风险分层	I	B
在围术期心脏事件风险率分层方面，推荐使用 NSQIP 模型或 Lee 风险指标	I	B
对于高危组患者，可考虑在术前及大手术后 48 ～ 72 h 内进行肌钙蛋白检测	Ⅱb	B
对于高危组患者，可考虑检测 NT-proBNP 和 BNP 以获得有关患者围术期及长期的独立预后信息	Ⅱb	B
不推荐使用普适性常规围术期生物标志物进行风险分层及 CVD 预防	Ⅲ	C

表 4-13　心血管疾病患者术前评估团队推荐		
推荐	**推荐类别**	**证据等级**
心脏疾病的患者接受低或中度风险非心脏手术可由麻醉医生来进行心脏风险评估和药物优化	Ⅱ b	C
已知或具有高风险心脏疾病患者接受高风险非心脏手术时应由多学科专家团队进行术前评估	Ⅱ a	C

表 4-14　各种介入或手术治疗风险分类		
低风险（＜1%）	**中度风险（1%～5%）**	**高风险（＞5%）**
表浅手术	腹膜内手术	主动脉及主要血管手术
乳腺手术	颈动脉手术（CEA 或 CAS）	开放式下肢血运重建术
牙科手术	外周动脉成形术	或截肢术或血栓栓塞
内分泌：甲状腺手术	介入血管瘤修复术	清除术
眼科手术	头颈部手术	十二指肠、胰腺手术
置换型手术	大型神经外科手术	胆切除术，胆道手术
无症状颈动脉手术	大型妇科手术	肺切除术
（CEA 或 CAS)	大型整形术	食管切除术
小型整形手术（半月	大型泌尿外科手术	肠穿孔修复术
板切除术）	肾移植	肾上腺切除术
小型妇科手术	非大型胸腔内手术	胆囊切除术
小型泌尿外科手术		肺或肝移植
（经尿道前列腺切		
除术）		

CEA，颈动脉内膜剥脱术；CAS，颈动脉狭窄

风险因素则危险性升高）和估计的外科手术风险，再结合临床估计围术期 MACE 的风险。比如对于低手术治疗风险的手术，即使合并多种风险因素，患者 MACE 的风险仍然较低；而对行大血管手术的患者，即使合并较少的风险因素也可能使 MACE 的风险升高。第三步，如患者出现 MACE 的风险升高，使用如杜克活动状态指数（DASI）等客观检测方法或量表评估心功能容量，如果患者具有中度、较好的或优秀的心功能容量，无须进一步评估即可进行手术。第四步，如果患者心功能差或未知，临床医师应咨询患者和围

术期团队，以明确进一步的检测是否会影响围术期治疗和患者的选择。对于心功能未知的患者，可进行运动负荷试验。如果负荷试验正常，可根据指南指导的药物治疗（GDMT）进行手术；如果负荷试验异常，根据试验的异常范围，可以考虑冠状动脉造影和血运重建；然后患者可在 GDMT 下进行手术，也可考虑无创治疗或对症治疗等替代治疗策略。

2. 左心室功能评估

对于出现严重呼吸困难或其他临床状态改变的心衰患者，围术期评估左心室功能（Ⅱa 类，C 级）。对既往有左心室功能障碍但临床稳定、1 年内未评估左心室功能的患者，可考虑再次评估（Ⅱb 类，C 级）。运动试验：对于风险升高但心功能较好［> 10 METs，坐位休息时，摄氧 3.5 ml/（kg·min）］的患者，无须进一步的运动试验和心脏影像学检查，可进行手术（Ⅱa 类，B 级）；对于风险升高但心功能未知的患者，在治疗可能改变的情况下，运动试验评估心功能容量是合理的（Ⅱb 类，B 级）；对于风险升高但心功能未知的患者，可以考虑行心肺运动试验（Ⅱb 类，B 级）；对于风险升高但心功能中-好（4 ≤ METs < 10，例如能够爬两层楼梯或短距离跑步）的患者，无须进一步的运动试验和心脏影像学检查并进行手术可能是合理的（Ⅱb 类，B 级）；对于风险升高且心功能差（METs < 4）或未知的患者，在治疗可能改变的情况下，可以进一步行运动试验和心脏影像学检查评估（Ⅱb 类，C 级）。

无创药物负荷试验：对于非心脏手术风险升高且心功能差的患者（< 4 METs），如果治疗有可能改变的话，多巴酚丁胺负荷超声心动图或药物负荷心肌灌注成像等无创药物负荷试验是合理的（Ⅱa 类，B 级）；对于非心脏手术低危的患者，无创负荷试验的常规筛查无用（Ⅲ类，B 级）。

若患者 METs < 4，心功能较差，患者围术期 CVD 事件发生率较高。仅胸外科手术可见心功能降低与患者预后死亡率升高存在相关性，其他非心脏手术未见。

3. 冠状动脉造影

不推荐常规于围术期进行冠状动脉造影（Ⅲ类，C 级）。

4. 无创性监测

存在两个以上风险因素、METs ＜ 4 患者，高危手术术前推荐进行影像学应激试验；存在 1 ～ 2 个风险因素、METs ＜ 4 患者，中高危手术术前可考虑影像学应激试验；若患者无风险因素，且接受低危手术，不推荐术前进行影像学应激试验。

不需常规使用经食管超声心动图（TOE），但下列情况建议：

（1）检测心肌缺血

1）若患者手术期间或围术期出现 ST 段抬高，可考虑 TOE 检查（Ⅱa 类，C 级）。

2）若患者心肌缺血风险高，可考虑高危非心脏手术前行 TOE 检查（Ⅱb 类，C 级）。

（2）监测血流动力学

1）若患者手术期间或围术期出现严重血流动力学紊乱，推荐 TOE 监测（Ⅰa 类，C 级）。

2）若患者有明显的血流动力学紊乱趋势，可考虑在高危非心脏手术期间及术后行 TOE 监测（Ⅱb 类，C 级）。

3）若患者存在严重瓣膜病变伴明显血流动力学异常，可考虑在高危非心脏手术期间行 TOE 监测（Ⅱb 类，C 级）。

5. 其他监测

（1）高危患者可用 Swan-Ganz 导管监测。

（2）低负荷运动试验阳性，中到大面积心肌缺血预示围术期心血管事件发生率高。

（3）血细胞比容＜ 28% 将增加心脏事件的发生率。

（4）血糖：糖尿病患者术前血糖＜ 11.0 mmol/L，术后血糖不应＜ 6.1 mmol/L。

二、围术期治疗

1. 既往 PCI 患者择期非心脏手术的时机

对于球囊扩张及置入 BMS 患者，择期非心脏手术应分别延迟 14 天和 30 天（Ⅰ 类，B 级）；对置入 DES 的患者，择期非心脏手术最好延迟 1 年（Ⅰ类，B 级）；对于需行非心脏手术的患者，临床医师应共同决定是否停止或继续抗血小板治疗以及手术相对风险（Ⅱa 类，C 级）。如果 BMS 置入后手术延迟的风险大于预期缺血或支架内血栓形成的风险，择期非心脏手术可考虑延迟 180 天（Ⅱb 类，B 级）；对于围术期需要停止 DAPT 的患者，裸金属支架置入 30 天内、药物洗脱支架置入 12 个月之内不推荐择期非心脏手术（Ⅲ类，B 级）；对于围术期需要停用阿司匹林的患者，不推荐球囊扩张后 14 天内进行择期非心脏手术（Ⅲ类，C 级）。

2. 药物治疗

冠心病或心肌缺血的患者，可以考虑术前小剂量 β 受体阻滞剂治疗。在心力衰竭和收缩功能不全的患者，应考虑在术前应用 ACEI 或 ARB。行血管外科手术的患者，应给予他汀类药物治疗。

（1）围术期 β 受体阻滞剂使用

围术期 β 受体阻滞剂主要在于通过降低心率，延长舒张期供血，减少心肌耗氧。但须注意避免心动过缓和低血压，强调起始治疗应用小剂量。

术前长期服用者可继续服用（Ⅰ类，B 级）；术后根据临床情况使用 β 受体阻滞剂，无关何时开始使用（Ⅱa 类，B 级）；对于心肌缺血中高危的患者，围术期开始服用 β 受体阻滞剂（Ⅱb 类，C 级）；对于 ≥ 3 项 RCRI 风险因素患者，术前开始使用 β 受体阻滞剂有可能是合理的（Ⅱb 类，B 级）；对于有长期使用 β 受体阻滞剂适应证但无其他 RCRI 风险因素的患者，围术期开始使用 β 受体阻滞剂降低围术期风险的获益尚不明确（Ⅱb 类，B 级）。不推荐手术当天开始使用 β 受体阻滞剂（Ⅲ类，B 级）。

（2）围术期他汀类药物的使用：近期服用他汀类药物的择期手术患者应继续服用（Ⅰ类，B 级）。外周动脉疾病（PAD）患者须应用他汀类药物，PAD 接受血管手术患者围术期开始服用他汀类药物是合理的（Ⅱa 类，B 级），应在术前至少 2 周启动他汀类药物治疗（以达到最大的斑块稳定效果），并延续至术后至少 1 个月。对于手术风险升高、根据 GDMT 有使用他汀类药物适应证的患者，可以考虑在围术期开始使用他汀类药物（Ⅱb 类，C 级）。拟行非血管手术患者，如无其他指征不推荐术前应用他汀类药物。

（3）α2 受体激动剂：不推荐非心脏手术患者使用 α2 受体激动剂预防心脏事件。

（4）RAAS 抑制剂：围术期继续使用 ACEI 和 ARB 是合理的（Ⅱa 类，B 级）；如果术前已停用 ACEI 或 ARB，术后应尽快服用（Ⅱa 类，C 级）。但围术期应用 ACEI 或 ARB 有导致麻醉后严重低血压风险，尤其在麻醉诱导过程中以及联合 β 受体阻滞剂时。术前一日停用 ACEI 可降低低血压发生率。

（5）抗血小板药物：对于置入 DES 或 BMS 后初始 4～6 周需要行紧急非心脏手术的患者，应继续双联抗血小板治疗，除非出血的相对风险超过预防支架内血栓形成的风险（Ⅰ 类，C 级）；对于置入冠状动脉支架但必须停止 P2Y$_{12}$ 受体拮抗剂才可以手术的患者，在可能的情况下推荐继续使用阿司匹林，术后应尽快开始 P2Y$_{12}$ 受体拮抗剂治疗（Ⅰ 类，C 级）；在充分权衡出血和支架内血栓相对风险的基础上，围术期抗血小板治疗应由外科医师、麻醉师、心脏病专家和患者共同决定（Ⅰ 类，C 级）；对于未置入冠状动脉支架且非心脏手术不紧急的患者，当可能增加心脏事件的风险超过出血增加风险时，推荐继续服用阿司匹林（Ⅱb 类，B 级）；对于未置入冠状动脉支架的患者，择期非心脏手术前开始或继续服用阿司匹林没有获益（Ⅲ 类，B 级），除非缺血事件的风险超过外科出血的风险（Ⅲ 类，C 级）。

2017 ESC 指南建议支架置入术后的 ACS 患者如 PRECISE-DAPT 分值≥ 25，应用 P2Y$_{12}$ 受体拮抗剂 6 个月后停用 DATP 治疗（Ⅰ 类，A 级）；支架置入术后的稳定性冠心病患者，无论何种支架，DATP 方案持续 6 个月（Ⅱa 类，B 级）；常规应用质子泵抑制剂降低消化道出血风险的证据由Ⅱa 类提高到Ⅰ 类。择期行非心脏外科手术患者 DATP 指南推荐：如出血风险可接受，围术期继续阿司匹林治疗，术后尽快恢复抗血小板治疗（Ⅰ 类，B 级）；如围术期阿司匹林持续服用，而 P2Y$_{12}$ 受体拮抗剂需停用，外科手术应在 PCI 术后 1 个月进行（Ⅱa 类，B 级）；外科术前如需停用 P2Y$_{12}$ 受体拮抗剂时，至少停用 3 天替格瑞洛，5 天氯吡格雷，7 天普拉格雷（Ⅱa

类，B 级）；有 DATP 适应证的患者择期外科术前应由多学科专家团队进行术前评估（Ⅱa 类，C 级）；近期心肌梗死或其他缺血高风险需 DATP 患者择期外科手术应推迟到 6 个月后（Ⅱb 类，C 级）；不推荐治疗第 1 个月就停止 DATP 治疗（Ⅲ类，B 级）（表 4-15）。

（6）抗室性心律失常：室性心律失常包括室性期前收缩（VPB）和室性心动过速（VT），尤其常见于高危患者。单形性 VT 可能由心肌瘢痕引起，多形性 VT 则是急性心肌缺血的常见后果。如在术前发现这些心律失常，应进行诊断性评价，并给予恰当治疗（表 4-16）。

三、麻醉及术中管理

1. 麻醉技术和麻醉药物的选择（表 4-17）

减少侵入性麻醉使用可以降低心血管疾病中高危患者的死亡率。对于非心脏手术患者，使用吸入性麻醉药或静脉全麻药是合

表 4-15　2017 ESC 指南对于支架置入术后的围术期抗血小板治疗推荐

推荐	推荐类别	证据等级
如出血风险可接受，围术期继续阿司匹林治疗，并在术后尽快恢复抗血小板治疗	Ⅰ	B
支架置入术后如阿司匹林可在围术期继续口服，需停用 P2Y$_{12}$ 受体拮抗剂的择期外科手术，可以在支架置入术后 1 个月进行	Ⅱa	B
外科手术前需停用 P2Y$_{12}$ 受体拮抗剂，应至少停用替格瑞洛 3 天，氯吡格雷 5 天，普拉格雷 7 天	Ⅱa	B
对于存在 DATP 适应证的患者，择期外科手术前应考虑多学科专家团队进行术前评估	Ⅱa	C
对于近期心肌梗死或其他缺血高风险需 DATP 治疗的患者，择期外科手术应推迟到 6 个月以后	Ⅱb	C
外科围术期 DATP 都必须停用时，应考虑静脉抗血小板用药作为过渡策略，特别是支架置入术后小于 1 个月的患者	Ⅱb	C
不推荐在治疗的第 1 个月停用 DATP 治疗	Ⅲ	B

表 4-16　关于室性心律失常的建议

推荐	推荐类别	证据等级
推荐一般室性心律失常患者术前继续服用抗心律失常药物	I	C
推荐持续性室性心动过速患者围术期服用抗心律失常药物	I	C
不推荐给予室性期前收缩患者抗心律失常药物治疗	III	C

表 4-17　对于麻醉前风险评估和麻醉方式的推荐

推荐	推荐类别	证据等级
应给予心脏高危及手术高风险患者目标导向治疗	I a	B
对于高危患者，可考虑检测利钠肽及高敏肌钙蛋白，提高风险分层水平	II b	B
与全身麻醉相比，椎管内麻醉可降低围术期患病率及死亡率	II b	B
避免术中低血压（平均动脉压 < 60 mmHg）累计时间超过 30 min	II b	B
若无禁忌证，可考虑以椎管内麻醉作为术后镇痛方式。避免使用非甾体抗炎药（特别是 COX-2 抑制剂）作为缺血性心脏病（IHD）或卒中患者一线镇痛药物	II b	B

理的，该选择取决于多种因素，而不是预防心肌缺血或心肌梗死（II a 类，A 级）；轴索麻醉可有效缓解腹主动脉手术患者的术后疼痛，减少围术期心肌梗死的发生（II a 类，B 级）；围术期硬膜外镇痛有可能降低髋骨骨折患者的心脏事件（II b 类，B 级）。

2. 术中管理

对于行非心脏手术期间出现血流动力学不稳定的患者，在尝试纠正治疗后仍未能改善的情况下，围术期紧急使用经食管超声心动图是合理的（II a 类，C 级）；对于行非心脏手术的患者，正常体温的维持有助于减少围术期心脏事件（II b 类，B 级）；当需要在急性严重的心功能障碍期间行紧急非心脏手术时，考虑使用血流动力学辅助装置（Ⅱb类，C级）；当基础疾病会显著影响血流动力学但术前又难以纠正时，可以考虑使用肺动脉导管（Ⅱb类，C级）；不推荐常规使用肺动脉导管，即使对风险升高的患者（Ⅲ类，A级）；对于非心脏手术患者，预防性静脉使用硝酸甘油并不能有效改善心肌缺血（Ⅲ类，B级）；对于无风险因素或无明显血流动力学、肺或神经风险的患者，不推荐术中常规使用经食管超声心动图筛查心脏异常或检测心肌缺血（Ⅲ类，C级）。

高危心血管疾病患者的最佳围术期策略的制订应由心脏科医师、外科医生、呼吸科医生和麻醉科医生共同协作完成。

四、围术期心肌梗死的监测和治疗

当出现心肌缺血或心肌梗死的症状和体征时，推荐检测肌钙蛋白（Ⅰ类，A级）；当出现心肌缺血、心肌梗死或心律失常的症状和体征时，推荐进行心电图检查（Ⅰ类，B级）；对于未出现心肌缺血或心肌梗死（或心律失常）的症状和体征但围术期心肌梗死高危患者，在未明确风险和获益的情况下，术后筛查肌钙蛋白或心电图的益处不确定（Ⅱb类，B级）；对于未出现心肌缺血或心肌梗死症状和体征的非选择性患者，无须常规术后筛查肌钙蛋白（Ⅲ类，B级）。

PCI术后非心脏手术围术期的监测处理需要权衡利弊多学科合作，相互合作的"围术期团队"是围术期评估的基石，它依赖于外科医生、麻醉科医生及主要医疗照护者等相关参与者的密切沟通。同时应尊重患者的选择权和目标，促进决策共享。

（吕颖）

参考文献

［1］Shunei K，Kazuhito I，Munetaka M，et al. Guidelines for Perioperative Cardiovascular Evaluation and Management for Noncardiac Surgery（JCS 2014），Circ J，2017，81：245-267.

［2］Fleisher L A，Fleischmann K E，Auerbach A D，et al. 2014 ACC/AHA

Guideline on Perioperative Cardiovascular Evaluation and Management of Patients Undergoing Noncardiac Surgery.Journal of the American College of Cardiology，2014，64（22）：2373-405.

［3］Marco V，B Héctor，Byrne R A，et al. 2017 ESC focused update on dual antiplatelet therapy in coronary artery disease developed in collaboration with EACTS. European Heart Journal，2017：e 1-48.

第五章
PCI 术后随访

第一节　PCI 术后合理膳食

经皮冠状动脉介入治疗虽能有效干预冠状动脉管腔的严重狭窄和闭塞，改善心肌供血、缓解症状、提高生活质量，但不针对冠状动脉粥样硬化的发病机制发挥作用，不能改变冠状动脉粥样硬化的自然进程。对于 PCI 术后的患者，在充分循证药物治疗的基础上，合理膳食显得更为重要。

一、冠心病患者的饮食原则

冠心病患者应避免摄入过多动物脂肪、过度饱食、摄盐过多、常吃甜食等，提倡饮食清淡、合理搭配。冠心病患者应减少热能摄入以控制体重，限制单糖和双糖摄入量，减少脂肪总量及饱和脂肪酸和胆固醇的摄入量，增加多不饱和脂肪酸，供给适量的矿物质及维生素。

对于冠心病患者我们强调低脂饮食，但不是提倡绝对素食，而是主张荤素搭配，达到目标：每天摄入蔬菜 300 ～ 500 g，水果 200 ～ 400 g，谷类 250 ～ 400 g，鱼、禽、肉、蛋 125 ～ 225 g（鱼虾类 50 ～ 100 g，畜、禽肉 50 ～ 75 g，蛋类 25 ～ 50 g），相当于鲜奶 300 g 的奶类及奶制品和相当于干豆 30 ～ 50 g 的大豆及其制品。食用油 < 25 g，每日饮水量至少 1200 ml。

二、限制热能摄入，控制体重

冠心病患者热能摄入的多少应着重考虑其年龄和体力活动程度。摄入热量过多，可导致肥胖及血脂异常，而这正是冠心病的独立危险因素。故控制体重是目前防治冠心病的重要措施之一。正常亚洲人群体重指数（BMI，kg/m^2）应控制在 26 以内。冠心病患者大多 BMI 超标，因此更应该严格控制体重。对于体重超标的患者，建议减重（每月 2 ～ 3 kg 为宜），严格控制三餐标准，特别是晚餐要吃少。与早餐、中餐相比，一般要求晚餐所供给的热量以不超过全日膳食总热量的 30% 为宜。对于高胆固醇血症者，饮食摄入的脂肪比例可降至 16% 以下，而碳水化合物比例应控制在 55% 以下。

三、多选择复杂性碳水化合物，增加膳食中纤维含量

碳水化合物也称为糖类化合物，而过多糖类摄入可转化成脂肪和胆固醇，引起肥胖和动脉粥样硬化。故日常饮食中宜选用多糖类碳水化合物，如米、面、杂粮为主，对防止冠心病、高脂血症、糖尿病等均有好处。膳食纤维能吸附胆固醇，阻止胆固醇被人体吸收，并能促进胆酸从粪便中排出，减少胆固醇的体内生成，故能降低血胆固醇。在防治冠心病的膳食中，应有充足的膳食纤维摄入。

四、控制脂肪摄入，限制胆固醇

脂肪是由甘油和脂肪酸组成的甘油三酯，其中甘油的分子比较简单，而脂肪酸的种类和长短却不相同。脂肪酸分两大类：饱和脂肪酸和不饱和脂肪酸。饱和脂肪酸是含饱和键的脂肪酸，饱和脂肪酸摄入量过高是导致血胆固醇、甘油三酯、低密度脂蛋白胆固醇（LDL-C）升高的主要原因，继发引起动脉管腔狭窄，形成动脉粥样硬化，增加患冠心病的风险。膳食中饱和脂肪酸多存在于动物脂肪及乳脂中，故冠心病患者应限制动物性脂肪的摄入，少吃或尽量不吃肥猪肉、肥牛羊肉、牛羊油、黄油、奶油、冰激凌及动物内脏等食物。

不饱和脂肪酸主要包括单不饱和脂肪酸和多不饱和脂肪酸，它们分别对人体健康具有很大益处。人体所需的必需脂肪酸，就是多不饱和脂肪酸，可以合成二十二碳六烯酸（DHA）、二十碳五烯酸（EPA）、花生四烯酸（AA），它们在体内具有降血脂、改善血液循环、抑制血小板凝集、阻抑动脉粥样硬化斑块和血栓形成等功效，对心脑血管疾病具有良好的防治效果等。单不饱和脂肪酸可以降低

血胆固醇、甘油三酯和低密度脂蛋白胆固醇（LDL-C）。不饱和脂肪酸的食物来源有蔬菜、大豆及豆制品、鱼类、水果、酸奶及橄榄油、芥花籽油、葵花籽油、玉米油和大豆油。

对于冠心病患者要禁用高胆固醇食物，最好是食用植物油，避免食用富含胆固醇的食物，如动物油、动物内脏、脊髓、鱼子及蛋黄和多种贝壳类食品等，但即使是植物油，每人每天的合理食用量也最好不要超过 25 g。

五、适量摄取蛋白质

蛋白质是机体必需的营养物质，但研究显示过多摄入动物蛋白反而会增加冠心病发病率。建议冠心病患者的饮食结构中蛋白质最好占总能量的 15%，或者按 2 g/kg 供给。尽量多食用植物蛋白，主要指豆类食品，尤其是大豆及其制品等优质蛋白质不必限制，它们中含有谷固醇，能抑制小肠吸收胆固醇物质。当然也可饮用一些酸奶、脱脂奶等，这样不仅可以防止冠心病进一步发展，还可为机体补充钙质，有效预防骨质疏松。但因鸡蛋蛋黄富含胆固醇，冠心病患者摄入量应控制在每日半个鸡蛋或每两日一个鸡蛋。

六、适当补充维生素和微量元素

新鲜的蔬菜和水果中富含维生素、钾、镁、钙、纤维素和果胶，可促进脂肪代谢，清除胆固醇的沉积，并保持血管的弹性，防止钙化。故冠心病患者可食用水果、蔬菜、粗粮等含纤维素高的食物，含粗纤维多的食物可减少胆固醇吸收，并可补充机体必需的维生素和微量元素。维生素 C 不仅可降低血胆固醇，还可增加血管弹性并预防出血。维生素 E 最重要的生理功能就是抗氧化作用。维生素 E 同时也可增强免疫力、抗凝血及改善末梢循环，有助于防止动脉粥样硬化。维生素 B1 缺乏可导致心肌代谢障碍，严重时可导致心衰。而维生素 PP 是一种强降脂药物，大剂量治疗高脂蛋白血症有一定疗效。

微量元素中的镁、钙、碘、铬、锌等对心血管疾病也有明显抑制作用，相关微量元素缺乏也可导致心脏功能和心肌代谢异常。食物中的各种奶类、豆制品、海产品等均含钙十分丰富，在一定程度上可以预防高血压及高胆固醇血症。镁可以影响血脂代谢和血栓形成，防治血小板凝集。含镁丰富的食物包括玉米、小米、豆制品、桂圆、枸杞等。铬具有调控糖脂代谢及降胆固醇作用，含铬丰富的食品包括牛肉、蛋、全谷类、酵母、干酪、香蕉、苹果皮、红糖等。锌可以促进组织再生及提高机体免疫力，含锌丰富的食物有肉、蛋、奶、牡蛎等。碘可以抑制肠道胆固醇的吸收及其在血管壁的沉积，故能延缓或抑制动脉粥样硬化的发展，含碘丰富的食物有紫菜、海带等海产品。

七、日常饮食要注意限盐

日常饮食要控制盐的摄入，因钠摄入与血压直接相关，高血压是心血管疾病和脑卒中的主要危险因素之一，故建议减少钠盐摄入，在现有水平的基础上先减 30%，逐步达到每天食盐摄入量在 5 g 以内，这不仅包括调味品食盐，也包括隐形盐的摄入，如方便食品、味精、碳酸饮料、酱油、咸菜等。同时应增加钾盐摄入，每天摄入钾盐＞ 4.7 g（含钾多的食物有坚果、豆类、瘦肉及桃、香蕉、苹果、西瓜、橘子等水果以及海带、木耳、蘑菇、紫菜等）。

八、适当多摄取具有心脏保护作用的食物

日常饮食还应多吃一些有益于冠心病的保护性食品，如黄豆能增进体内脂肪和胆固醇的代谢，保持血管通畅；燕麦中含有丰富的亚油酸和维生素 B 族，经常食用燕麦，可以平衡营养，预防高血压和心脑血管疾病；海带属于可溶性纤维，比一般蔬菜纤维更容易被大肠分解吸收运用，因此可以加速有害物质如胆固醇排出体外，防止血栓和血液黏性增加，预防动脉硬化；菠菜中含有叶酸，服用叶酸可以降低 25% 患心脏病的概率；胡萝卜中的胡萝卜素能使血管畅通，预防卒中；蒜能带走有损心脏的低密度脂蛋白胆固醇，还能降低血小板的黏滞性，阻止血液凝固，预防血栓形成，每天至少

吃 1 ～ 3 瓣大蒜，最好是未经加工或未除蒜味的大蒜，这对冠心病有预防作用；洋葱具有降低胆固醇的效能，不论是生吃、油煎、炖或煮，永远是心脏的"朋友"；黑芝麻含有不饱和脂肪酸和卵磷脂，能维持血管弹性，预防动脉硬化；木耳能刺激肠胃蠕动，加速胆固醇排出体外，此外，黑木耳中含抗血小板凝结物质，对于动脉硬化、冠心病及阻塞性卒中有较好的保健效果；坚果含有丰富的单不饱和脂肪酸和植物固醇，有助于降低人体血液中的"坏胆固醇"（低密度脂蛋白胆固醇），是预防心脏病的有益食物，坚果还蕴含多种对健康有益的维生素 E、B 群和矿物质，维生素 E 是知名的抗氧化物，能预防细胞老化，减少心脏病、糖尿病、白内障等患病风险。

此外，研究显示适量饮茶也有利于防治冠心病。茶叶中含有大量的茶多酚可改善微血管壁的渗透性，增强血管壁的弹性，改善动脉粥样硬化，从而降低心血管疾病的发病率。茶叶中的茶色素也有抗癌的作用；茶叶中含有的茶多糖有利于降血糖。茶叶也具有抗凝血和促进纤维蛋白溶解的作用，茶叶中的茶碱和咖啡因也可扩张冠状动脉并增强心肌功能。所以少量饮用淡茶对患者病情的改善有一定的帮助；但是浓茶中含有较多的咖啡因，咖啡因不利于冠心病患者康复，所以患者可以适量饮用清淡的茶水，但不能饮用浓茶。

九、戒烟戒酒

吸烟是公认的心脑血管疾病发生的重要危险因素。研究显示吸烟者冠心病发病的相对危险比不吸烟者增高 2 倍。吸烟总量每增加 1 倍，急性心肌梗死发病危险就增加 4 倍。戒烟 1 年后即可使冠心病发生的危险性下降 50%。支架置入术后要完全戒烟，必要时需要使用可乐定戒烟。

过多的乙醇摄入会导致心脏的耗氧量增加，从而加重冠心病。因此 PCI 术后不提倡饮酒，如饮酒，男性每日饮酒精量不超过 25 g，即葡萄酒少于 100 ～ 150 ml（2 ～ 3 两），或啤酒少于 250 ～ 500 ml（半斤至 1 斤），或白酒少于 25 ～ 50 ml（0.5 ～ 1 两）；女性则减半量，不提倡饮高度烈性酒。

十、忌过多过饱、暴饮暴食

冠心病患者应规律膳食，忌过多过饱、暴饮暴食。一方面饮食摄入量过多会导致肥胖，加重心脏负担，同时容易加快动脉粥样硬化。另一方面，暴饮暴食可使大量血液积聚于消化道，导致心肌供血不足，发生心肌缺血。

（钟妮尔　解翠）

参考文献

［1］马长生，霍勇．介入心脏病学．2 版．北京：人民卫生出版社，2012：177.

［2］中华医学会心血管病学分会．冠心病康复与二级预防中国专家共识．中华心血管病杂志，2013，41（4）：267-275.

［3］中华医学会心血管病学分会介入心脏病学组，中华心血管病杂志编辑委员会．中国经皮冠状动脉介入治疗指南 2012（简本）．中华心血管病杂志，2012，40：271-277.

［4］葛可佑．中国营养科学全书．北京：人民卫生出版社，2004，10：56-66.

［5］杨军．冠心病的防治 从"天天饮食"做起．养生大世界，2019，7：49-51.

［6］程远植．中国冠心病支架置入术后康复治疗指南（ABCDE 方案）讨论稿．365 医学网，文章号：W012367 2006/5/6 8：28：54.

第二节　PCI 术后运动康复

经皮冠状动脉介入治疗（percutaneous coronary intervention，PCI）是目前治疗冠心病的重要手段。然而，并不能完全解救患者的病情，多数患者存在的术后生理、心理问题，不仅明显影响生活质量，也给家庭和社会带来经济负担。因此，运动康复及二级预防在发达国家成为 PCI 术后恢复方案中的重要组成部分。

在我国 PCI 术后康复观念仍未被患者及家庭甚至临床工作者所了解接受。这种缺失引起心血管疾病的复发率风险居高不下，医疗开支加重及致残率增高，成为对个人、家庭及社会发展的严重桎梏。因此，我国 PCI 术后运动康复需尽快普及和发展。

一、PCI 术后运动康复的循证医学证据及相关机制

研究表明，进行 PCI 术后运动康复可明显降低人群总死亡率，心血管疾病相关死亡率、再住院率，再次血运重建率，以及减少相关功能障碍和情绪异常，提高日常生活质量（Ⅰ类，A 级）。现有国际临床指南推荐 PCI 术后患者积极参与运动康复，患者可基于药物治疗、运动训练、心理干预、营养指导及心血管危险因素调控等各方面的强化而获益，且参与运动康复的安全性也得到了大量研究证明（表 5-1）。

二、PCI 术后运动康复要求及操作流程

运动是 PCI 术后心脏康复的核心内容，是以运动为手段促进机体最大限度恢复健康为目的。PCI 术后运动康复的要求和操作流程见图 5-1。

1. 运动康复教育

运动康复教育是心血管疾病运动康复的重要组成部分，也是运动康复的第一步，康复教育不仅使患者科学认识疾病，也可以增加医患互动和信任。急诊 PCI 患者的康复教育可在术后住院期康复时

表 5-1　运动康复的循证医学证据及相关机制

项目	内容	证据等级
运动耐量	增加峰值摄氧量	A
	提高 AT 值	A
症状	提高缺血阈值，减少心绞痛发作	A
	减轻心力衰竭发作	A
呼吸	同一运动强度下，换气量减少	A
心脏	同一运动强度下，心率降低	A
	同一运动强度下，心脏作功（两项乘积）减少	A
	抑制左心室重构	A
	改善左心室收缩功能	A
	改善左心室扩张功能	B
	改善心肌代谢	B
冠状动脉	抑制冠状动脉狭窄病变进展	B
	改善心肌灌注	B
	改善冠状动脉血管内皮依赖和非依赖性舒张功能	B
外周氧利用	增加最大动静脉氧浓度差	B
外周循环	降低安静和运动时外周血管阻力	B
	改善外周血管内皮功能	B
炎性反应	减少 CRP 和炎性细胞因子	B
骨骼肌	增加线粒体	B
	增加骨骼肌氧化酶活性	B
	增加骨骼肌毛细血管密度	B
	Ⅱ型肌纤维向Ⅰ型肌纤维类型转变	B
冠状动脉危险因素	降低收缩压	A
	增加 HDL-C，减少三酰甘油	A
	降低吸烟率	A
自主神经系统	降低交感神经张力	A
	增加副交感神经活性	B
	改善压力、感受器敏感度	B
血液	抗血小板凝集水平	B
	抗血液凝固	B
预后	降低冠状动脉事件发生率	A
	降低心力衰竭恶化住院率	A（CAD）
	预后改善（降低全因死亡率及心血管疾病相关死亡率）	A（CAD）

注：A，证据充分；B，研究的质量很高，但报道的数量不够多。AT，无氧阈值；CRP，C 反应蛋白；HDL-C，高密度脂蛋白胆固醇；CAD，冠心病

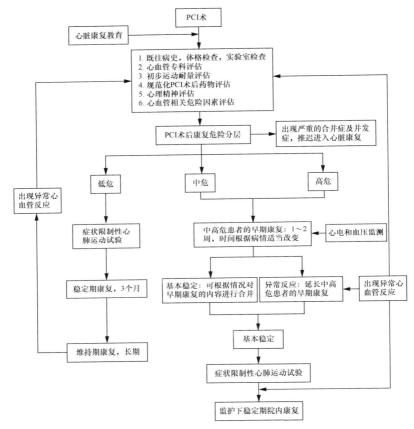

图 5-1　PCI 术后运动康复的要求和操作流程

进行；对择期 PCI 患者要求在术前进行教育，并鼓励参与术前康复训练，提高心肺及体能储备，增强手术耐受力。通过向患者不断宣教运动康复的理念、内容及获益，才能使患者真正理解运动康复，最大程度提高 PCI 患者运动康复的参与度。

2. PCI 术后患者运动康复的检测与评估

所有患者在进行运动康复前都应进行全面评估，包括一般功能评估、运动风险评估、运动耐量评估、心理评估（表 5-2），并依据评估结果对每位患者进行危险分层（表 5-3）。

表 5-2 PCI 术后运动康复的评估项目和内容 / 方法

项目	内容 / 方法
详尽的病史	心血管病史、相关合并症及治疗史
一般功能评估	1. 筛查心血管病危险因素 2. 常规心电图、NYHA 心功能分级和 CCS 心绞痛分级等 3. 检查运动系统、神经系统等影响运动的因素 4. 身体其他重要脏器的功能 5. 患者日常活动水平和运动习惯
有氧运动能力评估	1. 心肺运动试验 2. 心电运动试验 3. 6 min 步行试验 4. 递增负荷步行试验
骨骼肌力量评估	1. 最大力量的评估 2. 等速肌力测试
柔韧性评估	座椅前伸试验、抓背试验、改良的转体试验等
协调性评估	指鼻试验、指-指试验、握拳试验、拍地试验等
平衡能力评估	Berg 量表、单腿直立试验、功能性前伸试验等
心理评估	参见《心血管科就诊患者的心理处方中国专家共识》

表 5-3 PCI 术后运动康复危险分层

项目	低危	中危	高危
运动或恢复期症状及心电图改变	运动或恢复期无心绞痛症状或心电图缺血改变	中度运动（5.0～6.9 METs）或恢复期出现心绞痛症状或心电图缺血改变	低水平运动（＜5.0 METs）或恢复期出现心绞痛症状或心电图缺血改变
心律失常	无休息或运动引起的复杂心律失常	休息或运动时未出现复杂心律失常	休息或运动时出现复杂心律失常
再血管化后并发症	AMI 溶栓血管再通或 CABG 后血管再通且无合并症	AMI、PCI 或 CABG 后无合并心源性休克或心力衰竭	AMI、PCI 或 CABG 后合并心源性休克或心力衰竭

表 5-3　PCI 术后运动康复危险分层（续表）

项目	低危	中危	高危
心理障碍	无心理障碍（抑郁、焦虑等）	无严重心理障碍（抑郁、焦虑等）	严重心理障碍
左心室射血分数	≥ 50%	40% ～ 49%	< 40%
峰值摄氧量 [ml/ (min · kg)]	≥ 20	15 ～ 19	< 15
峰值摄氧量百分预计值（%pred）	≥ 80	65 ～ 79	< 65
AT [ml/ (min · kg)]	≥ 15	12 ～ 14	< 12
肌钙蛋白浓度	正常	正常	升高
PCI	择期 PCI，单支病变	急诊 PCI、部分重建 PCI、多支病变	

注：AMI，急性心肌梗死；PCI，经皮冠状动脉介入治疗；CABG，冠状动脉旁路移植术；AT，无氧阈值；METs，代谢当量

低危，指每一项都存在时为低危；高危，指存在任何一项为高危；在没有心肺运动试验、不测定具体耗氧量时，可用半定量推算的运动代谢当量进行分层，即低危＞ 7.0 METs、中危 5 ～ 7 METs、高危＜ 5.0 METs

3. PCI 术后运动康复患者个体化运动处方的制订

运动疗法是运动康复的核心内容，其中在基本原则基础上依照个体化原则制订运动处方是关键（表 5-4）。能否坚持个体化原则也是增加患者依从性的重要手段。

表 5-4　运动处方的组成

项目	内容 / 基本原则
运动形式	有氧耐力训练 　　散步、慢跑、骑自行车、游泳等 抗阻训练 　　弹力带、哑铃及器械训练等

表 5-4　运动处方的组成 （续表）	
项目	内容 / 基本原则
运动强度	低风险患者 　　有氧训练：CPET 指导个体化高强度自行车运动（Δ50% 功率：或者先从低于无氧阈值起步后渐增；然后视患者个体情况逐步达到超过无氧阈值 20%～50% 功率；60%～80% 峰值功率），55%～70% 最大运动当量（METs），RPE 分级 12～13 级 　　抗阻训练：40%～80% 1 RM，RPE 分级 11～16 级 中 / 高风险患者 　　有氧训练：CPET 指导个体化高强度自行车运动（Δ50% 功率：超过无氧阈值 20%～50% 功率；60%～80% 峰值功率；或者先从低于无氧阈值起步后渐增），运动平板指导＜50% 最大运动当量（METs），RPE 分级 10～11 级 　　抗阻训练：20%～30% 1 RM，RPE 分级 10～11 级
运动时间	1. 热身：5～10 min 2. 有氧训练：CPET 指导个体化高强度自行车运动（Δ50% 功率：超过无氧阈值 20%～50% 功率；60%～80% 峰值功率；或者低于无氧阈值）达靶心率的有氧运动 　　低风险患者：5～10 分 / 次起始，视情况延长至 30～60 分 / 次 　　中高风险患者：15～30 分 / 次起始，视情况延长至 30～60 分 / 次 3. 抗阻训练：10～15 个 / 组，1～3 组 /（肌群·次） 4. 放松：至少 5 min
运动频率	有氧训练：至少 3 次 / 周 抗阻训练：1 次 / 周起始，视情况调整
注意事项	1. 呼吸的调整 2. 安全性要求 3. 运动的动作要求 4. 器械的正确使用方法 5. PCI 穿刺部位的保护 6. 注意可能存在的出血倾向 7. 存在 PCI 并发症时的要求

注：METs，代谢当量；RPE，自觉疲劳程度等级；CPET，心肺运动试验；Δ50% 功率，实际最大功率与实际无氧阈值功率的中位数

4. PCI 术后的运动康复计划分期

运动康复计划常规分为三期：即住院期康复（急性期，Ⅰ期）；出院早期门诊康复（稳定期，Ⅱ期）和院外长期康复（维持期，Ⅲ期），详见表 5-5。

表 5-5　PCI 术后运动康复分期

项目	住院期康复（急性期，Ⅰ期）	出院早期门诊康复（稳定期，Ⅱ期）	院外长期康复（维持期，Ⅲ期）
时间	病情稳定：择期 PCI 术前、术后 24 h 内开始病情不稳定：术后 3 ～ 7 天开始，酌情决定	出院后 1 ～ 6 个月、术后 2 ～ 5 周开始	门诊康复后或心血管事件 1 年后
目标	提高机体心肺功能储备，增强手术耐受能力，缩短住院时间，促进日常生活能力恢复与运动能力恢复，预防并发症，为Ⅱ期康复做准备	最大程度恢复或提高患者日常生活及运动功能，采取综合措施控制危险因素，促进患者回归社会	预防心血管事件再发，形成健康生活和运动习惯，促进社会心理状态恢复
内容	1. 评估：临床评价、危险因素 2. 教育：生存教育、戒烟 3. 运动康复及日常生活指导：四步计划 4. 出院计划：出院运动及日常生活指导、运动功能状态评估、复诊计划	1. 一般临床评估 2. CPET 及危险分层 3. 纠正不良生活方式 4. 用药管理 5. 常规运动康复：有氧训练、抗阻训练、柔韧性训练、协调训练、平衡训练等 6. 日常生活指导 7. 恢复工作能力指导 8. 其他康复方法	1. 运动康复 2. 危险因素控制 3. 循证用药 4. 定期复诊
注意事项	必须在心电和血压监测下进行，运动量宜控制在较静息心率增加 20 次 / 分左右，同时患者感觉不太费力	根据危险分层选择性的心电、血压监护下进行中等强度运动，推荐 3 个月内运动康复次数为 36 次，不低于 25 次，3 个月后需调整运动处方，复查心肺运动储备功能，判断患者预后，并在此基础上调整运动强度	可在家中进行，视危险程度决定是否需要医学监护

注：PCI，经皮冠状动脉介入治疗；CPET，心肺运动试验

5. PCI 术后常规运动康复程序

（1）住院期康复的常规运动康复程序

①中、高危（急诊 PCI，多支病变或未完全血运重建）患者术后早期康复，包括患者能量消耗、日常生活、康复运动、宣传教育、注意事项等（表 5-6）。

②低危（择期 PCI）患者的早期康复，此类患者由于无急性心肌损伤，危险程度相对较低。术前也可安排参与早期康复运动。对于因各种因素术后恢复较慢、住院时间较长的患者，应及时安排进行院内康复（表 5-7）。

（2）PCI 术后出院门诊康复（Ⅱ期）的常规运用康复程序，一般包括三步。该康复程序训练总时间 30 ～ 60 min，每周 3 ～ 5 次。

第一步，准备活动。多采用低水平的有氧运动，持续 5 ～ 10 min，目的是放松和伸展肌肉，提高关节活动度和心血管适应性，预防运动诱发的不良心血管事件及运动性损伤。

第二步，运动训练。有氧训练是基础，抗阻训练、柔韧性训练是补充。

有氧训练：根据患者心肺运动能力评估结果，制订和执行相应的游泳运动处方（表 5-6）。常用的确定运动强度的方法包括：个体化高强度功率自行车运动法，心率储备法，目标心率法，自我感知劳累程度分级法。

抗阻训练：按运动处方的要求（表 5-4），每次训练 8 ～ 10 组肌肉群，躯体上部和下部肌肉群可交替训练，应注意训练前必须有 5 ～ 10 min 的有氧运动热身，或单纯的抗阻训练热身运动。牢记运动过程中要用力时呼气，放松时吸气，不要憋气，避免 Valsalva 动作。

柔韧性训练：以肩部、腰部和腿部为主，以缓慢、可控制的方式进行，逐渐加大活动范围，方法为每部位拉伸时间 6 ～ 15 s，逐渐增加至 30 ～ 90 s，期间正常呼吸。强度为有牵拉感觉同时不感觉疼痛，每个动作重复 3 ～ 5 次，总时间 10 min 左右，每周训练 3 ～ 5 次，可适当融入部分协调及平衡训练动作。

第三步，放松运动。时间 5 ～ 10 min。

表5-6　中高危患者（急诊PCI、多支病变或未完全血运重建）后的1周康复程序

项目	第一阶段	第二阶段	第三阶段	第四阶段	第五阶段	第六阶段
时间	第1天	第2天	第3天	第4天	第5天	第6～7天
能量消耗	1～2 METs	1～2 METs	2～3 METs	3～4 METs	3～4 METs	4～5 METs
日常生活	绝对卧床，在护理人员帮助下进食	卧床，床上自己进食，在护理人员协助下洗脸、擦浴、穿脱衣服	大部分生活自理，可坐椅子、坐轮椅至病房和治疗室	生活全部自理，在监护下允许自行下床、步行至病房、治疗室	生活全部自理，在监护下允许在病房走廊散步	继续前述活动，可稍强于原来强度的活动
康复运动	穿刺部位加压包扎12 h，被动在床上进行关节运动，醒时踝背屈、趾屈1次	床边坐位、用床边便桶，坐椅子；主动/被动在床上进行所有关节活动	可下床站立、热身运动，病房内慢速行走15～25 m，2次/日	在病房内活动和做体操、中速步行25～50 m，2次/日	中速步行100～150 m或踏车20～40 W，可上下1层楼，2次/日	中速步行200～400 m，可上下2层楼
宣传教育	介绍CCU，解除顾虑	介绍康复小组、康复程序、戒烟，给宣传材料	介绍心脏解剖结构及冠心病发病机制	冠心病危险因素及其控制的宣教	讲解药物、饮食、运动与心率监测及性生活	讲解随访事项、心理咨询及注意事项
注意事项	紧急情况时的处置	每次活动后休息15～30 min	每次活动后休息15～30 min	各种活动都要在可耐受的情况下进行	各种活动都要在可耐受的情况下进行	准备安排出院

注：PCI，经皮冠状动脉介入治疗；CCU，冠心病重症监护治疗病房

表 5-7　择期 PCI 后 1 ～ 3 日康复程序			
项目	第 1 天	第 2 天	第 3 天
能量消耗	2 ～ 3 METs	3 ～ 5 METs	6 ～ 7 METs
日常生活	经桡动脉穿刺患者可下床进行上厕所、洗漱、进食等简单生活（应避免使用穿刺侧上肢），经股动脉穿刺患者需卧床 12 h	生活可完全自理，自己进食及洗漱	从事病房中各种活动
康复运动	穿刺部位加压包扎 12 h，经桡动脉穿刺患者术后即可床旁坐位及床旁轻微活动	经股动脉穿刺患者下床站立及慢步行走；经桡动脉穿刺患者可床旁站立，走动 5 ～ 10 min，2 ～ 3 次 / 日	床旁站立，大厅走动 5 ～ 10 min，3 ～ 4 次 / 日，上 1 ～ 2 层楼梯或固定踏车训练，坐位淋浴等
宣传教育	介绍 CCU，解除顾虑	介绍冠心病罹患因素（高血压、吸烟等）及不良生活方式等并予以矫正	出院前教育，包括随访事项、脉率等简易运动指标等自测，用药注意事项等
注意事项	紧急情况时的处置	运动时间以 10 ～ 30 min 为宜，运动强度在 RPE11（稍轻）至 13(稍累)级，靶心率以休息心率增加 20 ～ 30 次 / 分为宜	准备出院

注：PCI，经皮冠状动脉介入治疗；CCU，冠心病重症监护治疗病房；METs，代谢当量；RPE，自觉疲劳程度等级

6. 不同药物对运动康复的影响

用药管理是运动康复的基础和前提。服用不同药物对患者的运动耐量可能产生不同的作用，在运动康复中需要加以注意（表5-8）。

表 5-8　不同药物对运动耐量的影响		
药物	对运动耐量的影响	注意事项
β 受体阻滞剂	早期显著降低患者的运动耐量 长期使用对于改善运动耐量仍存在争议	可能影响运动康复的不良反应包括乏力、运动不耐受、精力不济等
钙通道阻滞剂	包括二氢吡啶类和非二氢吡啶类，都有抗心绞痛作用 长期使用对运动耐量影响不明确	在运动康复时需注意低血压和直立（体位）性低血压的发生
硝酸酯	短期可发挥抗心绞痛作用，提高运动耐量 在心力衰竭患者中与患者活动减少有关，同时并不改善患者运动能力	在运动康复时需注意低血压和直立（体位）性低血压的发生
他汀类	因肌肉不良反应，可能导致运动耐量下降	在长期使用时也应关注肝毒性、乏力等
曲美他嗪	同时优化心肌和骨骼肌等代谢 与其他抗心绞痛药物联合，可进一步增强患者的运动耐量 联合运动康复，具有协同促进作用，进一步改善运动耐量	无

7. PCI 术后常见并发症的康复

PCI 术后各种并发症的出现，特别是经股动脉入路的并发症发生率较高，会给患者参与运动康复带来不同程度的影响，也要针对性地实施不同的康复策略。

（1）外周血管并发症：包括皮下出血瘀斑，皮下血肿，感染，假性动脉瘤，腹膜后血肿，夹层，血栓，动静脉瘘等。康复时应注意严格按照临床要求，加压包扎和穿刺侧肢体制动。去除制动后的 1 周内，仍应避免穿刺侧肢体的剧烈运动。除常规临床处理外，还可以联合一些物理治疗，如红外线理疗、超声波治疗等。应鼓励患者活动其他肢体，避免完全卧床制动。即便是患肢，也可以做一些静力收缩训练或者非牵连关节的活动。对于腹膜下血肿患者，应当避免腹部剧烈运动和容易引起腹压增高的活动。

（2）冠状动脉及血管并发症：例如冠状动脉痉挛，夹层，穿孔，无复流现象，支架脱载，心脏压塞，各种心律失常，气体栓塞，急性肺栓塞等。出现这些并发症时，应当暂停康复训练，先做临床抢救处理。非恶性心律失常，如偶发期前收缩（早搏）、心房颤动、二度以下房室传导阻滞，应当在心电监护下进行，并定期复查 24 h 动态心电图，根据需要循证用药控制。运动强度 / 量，应该以不引起恶性心律失常为度。

（3）非血管并发症：例如拔管综合征，脑卒中，心功能损伤，头痛、腰痛、胸痛，肢体疼痛，失眠等，运动康复可以部分恢复受损的心功能，也可以协助有效治疗失眠。其他并发症需依据个体情况多学科协作共同制订适宜的方案。

（4）对于需要长期住院卧床的患者，对四肢等肌肉采用神经肌肉电刺激疗法，可以预防肌肉萎缩。翻身训练可以预防压疮。呼吸训练可以促进患者肺功能恢复，帮助排痰，预防肺部感染。床上自行车或弹力带的训练可以保持或提高患者机体储备。

三、PCI 术后运动康复的实施要求

1. 设备与场地要求

训练设备包括瑜伽垫、便携式呼吸肌训练器、家庭健身用功率自行车、跑步机、平衡板、弹力带、哑铃、沙袋等。监护设备例如系统监护仪、听诊器、血压计、心电图仪、便携式血糖仪等。要求院内评估、康复运动时需要有抢救设备，如抢救药品、除颤仪、氧气等。运动场地最好接近护士站 / 病房 / 急诊科等，温度控制在 20 ～ 22℃，湿度 50% 左右。

2. 人员配备和相关政策支持

最基本的成员包括心内科医师、康复科医师、运动治疗师和护士。医师均经过专业培训，能熟练实施心肺运动试验（CPET）及应对紧急情况。小组成员应熟练掌握运动康复危险分层，正确恰当地制订和实施个体化运动处方。运动康复成员应与心脏介入医师保持良好的沟通和协作关系。开展康复运动应在医院管理层中有政策

支持，保证多学科参与并以心内科为主导，尽可能完善设备及场地保障。

（王军伟）

参考文献

［1］Austen WG，Edwards JE，Frye RL，et al. A reporting system on patients evaluated for coronary artery disease. Report of the Ad Hoc Committee for Grading of Coronary Artery Disease，Council on Cardiovascular Surgery，American Heart Association. Circulation，1975，51（4 Suppl）：5-40.

［2］Kappetein AP1，Dawkins KD，et al. Current percutaneous coronary intervention and coronary artery bypass grafting practices for three-vessel and left main coronary artery disease. Insights from the SYNTAX run-in phase. Eur J Cardiothorac Surg，2006，29（4）：486-491.

［3］JCS Joint Working Group. Guidelines for rehabilitation in patients with cardiovascular disease（JCS 2012）. Circ J，2014，78（8）：2022-2093.

［4］Belardinelli R，Paolini I，Cianci G，et al. Exercise training intervention after coronary angioplasty：the ETICA trial. J Am Coll Cardiol，2001，37（7）：1891-1900.

［5］JCS Joint Working Group. Guidelines for rehabilitation in patients with cardiovascular disease（JCS 2012）. Circ J，2014，78（8）：2022-2093.

［6］Szwed H，Pachocki R，Domzal-Bochenska M，et al. Efficacy and tolerance of trimetazidine，a metabolic antianginal，in combination with a hemodynamic antianginal in stable exertion angina. TRIMPOL I，a multicenter study. Presse Med，2000，29（10）：533-538.

第三节　PCI 术后心理干预

目前，经皮冠状动脉介入治疗（PCI）因其相对危险性低、能较快改善心脏功能、减少心肌缺血事件发生等优势，在临床上正得到广泛应用。然而，在 PCI 手术显著改善冠心病（CHD）躯体症状的同时，国内外大量研究发现术后很多患者伴发焦虑、抑郁等情绪和心理问题，研究显示 PCI 术后焦虑的发生率为 24% ～ 72%，抑郁的发生率为 6% ～ 66%。这些不良情绪，特别是抑郁，对心血管疾病的发生、发展及结局均有影响，并且影响心肌梗死后、冠状动脉旁路移植术后、充血性心力衰竭的死亡率。因此，在 PCI 术后进行积极的、综合的心理干预，对于提高患者的生存率和生活质量意义重大。《中国经皮冠状动脉介入治疗指南（2016）》指出了 PCI 后患者全面康复治疗的理念，指出运动、合理膳食、戒烟、心理调整及药物治疗 5 个康复处方的意义。

一、PCI 术后心理障碍的主要表现

PCI 术后常见心理异常主要是焦虑、抑郁情绪。需要特别指出，焦虑、抑郁作为人类常见的情绪反应，术前和术后都可能出现，本章说的焦虑、抑郁是指超出正常范围的不良情绪反应。

1. 焦虑、抑郁的诊断

不良情绪反应如何判断呢？临床上，联络会诊的精神心理科医生进行精神状态检查，并结合相关的心理测量，自评工具如焦虑筛查量表（GAD-7）、抑郁筛查量表（PHQ-9）、90 项症状清单（scl-90）等，他评工具如汉密尔顿焦虑量表（HRSA）、汉密尔顿抑郁量表（HRSD）等。本节末附上了 PHQ-9 和 GAD-7，有利于临床医生早期发现患者的情绪问题。

2. 焦虑的临床表现

焦虑在临床上常表现为两种，一为发作性的惊恐发作，二为

持续性的广泛性焦虑。前者表现为突发的极度恐慌、害怕，伴随强烈的濒死感和失控感。后者表现出长期的紧张不安，做事时心烦意乱，人际交往急切，遇事惊慌失措，极易朝坏处着想。患者如此惶惶不可终日，并非由于客观存在的实际威胁，纯粹是一种连他自己也难以理喻的主观过虑。

除了主观的情感体验外，焦虑患者常出现一些自主神经功能紊乱症状：①心血管系统：胸痛、胸闷、心动过速、心跳不规则等；②呼吸系统：呼吸困难，严重时有窒息感；③神经系统：头痛、头昏、眩晕、晕厥和感觉异常；④其他：有的患者还可能出现阳痿、早泄、月经紊乱等症状。

3. 抑郁的临床表现

抑郁主要表现为心境或情绪低落、思维迟缓以及意志活动减退，可伴有焦虑、自罪自责、精神病性症状（出现片段性的幻觉和妄想）、认知症状（注意力、记忆力下降等）、精神运动性兴奋或迟缓、自杀观念和行为，也可伴有食欲和睡眠紊乱（多食、少食和失眠、多眠等）、精力下降和性欲减退等症状。抑郁患者常因为前述症状，不愿多出门、不愿进行人际交往，感觉自卑（无望、无助、无用）、没有价值、甚至感觉自己成为家人的负担，有些患者会尝试自杀、甚至自杀成功，这些均给患者的社会功能造成极大影响，也严重地影响到患者躯体疾病的康复。

二、PCI 术后心理障碍的影响因素

1. 个人影响因素

患者的个人信息如性别、年龄、教育程度、经济水平、人格特征、社会支持、家族史等与焦虑和（或）抑郁相关。

研究表明，PCI 术后，女性较男性更易罹患抑郁，而焦虑并无明显性别差异。年龄方面，中青年患者术后以焦虑为主，老年患者则多出现抑郁反应。患者的教育程度、经济水平与术后情绪障碍的可能性呈负相关。人格因素方面，焦虑型的个性，如敏感、多疑、多思多虑、心胸狭窄、爱面子的人群，罹患焦虑的风险较大；抑郁型的个性，如内向、压抑、自我价值感低、不自信的人群，术后出

现抑郁的风险增大。此外，患者术前精神紧张也是术后出现情绪障碍的重要因素，也有学者认为，患者的精神状态往往从术前持续到术后。此外，社会支持系统，来自家属和社会的关心，对患者的心理应激亦起到重要的缓冲。有精神疾病家族史的患者，手术作为应激事件会增加诱发精神障碍的可能。

2. 疾病影响因素

疾病本身的特点也是引发术后情绪异常的重要因素，如疾病严重程度、是否合并其他疾病、PCI 手术操作时间、放支架的途径和数目、术后并发症、手术次数、手术缓急等。

研究显示，疾病的严重程度、病程和术后情绪异常呈正相关；术前合并多种躯体疾病，如高血压、糖尿病、肾功能不全、脑血管疾病等，不仅增加躯体疾病治疗的难度，也使术后出现情绪异常的风险增大；患者在诊治过程中，会不断对比病友情况，当 PCI 操作时间较长、放入支架的途径不同、支架数目较多以及术后并发症较多时，出现焦虑、抑郁的可能性增大；手术次数方面，二次及多次行 PCI 患者术后焦虑程度明显低于首次接受 PCI 手术的患者，这与患者对手术过程及预后的认知有关；择期手术因为有充足的准备时间，患者较好地了解了疾病和手术信息，出现情绪异常的概率小于急诊手术。

三、PCI 术后心理障碍的干预架构

PCI 术后心理干预应以"双心同治"为原则，组建包括心脏科医师、精神心理科医师、临床护理人员、患者家属以及患者本人在内的"治疗同盟"。

心脏科医师，在 PCI 术后心脏功能的恢复及调理中扮演主导作用。精神心理科医师，需要评估患者的精神心理状态，并为 PCI 术后患者进行相关治疗，包括心理干预及随访。临床护理人员是患者康复的重要参与者，目前国内多家护理单元均在积极探索更符合临床实际的护理手段，如动机性访谈健康教育模式、延续性护理模式、4C 护理干预法（全面性 comprehensiveness、合作性 collaboration、协调性 coordination、延续性 continuity）等。通过这些优质护理模式的开展，形成以医院-社区-家庭为框架的联动延伸护理模式，促进患者加强自我管理能力和治疗依从性。

对于患者家属，医护人员应对其进行疾病健康教育，引导家属往正确的方面努力，巩固家庭、社会支持系统。于患者本人，最重要的还是增强应对疾病的信心和能力，不仅在口头告诉患者保持良好心态，更要帮助患者找到保持良好心态的途径和方法。

四、PCI 术后心理障碍的综合干预

PCI 术后心理障碍多采用综合干预，内容如下。

1. 药物治疗

（1）苯二氮䓬类：它是最常用的抗焦虑药物，包括地西泮、劳拉西泮、阿普唑仑、艾司唑仑、氯硝西泮等，在抗焦虑的同时有镇静的作用，适用于睡眠障碍患者。

（2）非苯二氮䓬类：非苯二氮䓬类如丁螺环酮、佐匹克隆等可能是较理想的抗焦虑药，它们既可以抗焦虑，又较少产生镇静、肌肉松弛和耐药性问题。

（3）抗抑郁药：三环类抗抑郁药、SSRIs（如氟西汀、帕罗西汀、氟伏沙明、舍曲林、西酞普兰）、SNRIs（如文拉法辛、度洛西汀）、NaSSA（如米氮平）等兼有抗焦虑、抗抑郁的作用。据《中国抑郁障碍防治指南》，SSRI 类药物，如舍曲林、西酞普兰、草酸艾司西酞普兰等，对冠心病患者是安全的，且能有效治疗中度、重度或复发性抑郁。

（4）其他：如一些中医药对 PCI 术后情绪异常亦有调理作用。

2. 心理治疗

（1）健康教育：通过细心、耐心讲解，使患者及家属明白疾病的性质，消除某些顾虑。疾病健康教育是进一步治疗的基础，有利于建立良好的医患沟通模式。

（2）支持治疗：患者在经历疾病时，会变得脆弱敏感，医务人员应尽心去理解、鼓励患者，尽量多地给予支持和共情（共情强调"站在患者的立场上，来观察、感受患者的体验"）。此外，竭力为患者发掘支持性资源、引导患者获得支持，也是支持治疗的任务所在。

（3）放松治疗：可鼓励患者运用呼吸放松训练、渐进式肌肉放松训练、分散注意技术、冥想练习、瑜伽等进行自我调整。

举例：腹式呼吸——深慢地吸气，肺部及腹部逐渐鼓起，待达到自己的吸气极限时，屏住气息 3～5 s，此时身体会感到难受、紧张，接着轻轻、缓慢地将气吐出，腹部同时下沉。重复 5～10 次。

（4）正念练习：正念训练创始人卡巴金博士把正念描述为"对此刻有意地不加评判地加以注意时提升了的觉知"，它对于焦虑、抑郁有较好的缓解作用，包括呼吸知觉练习、正念行走、正念身体扫描、正念冥想等。

举例：正念呼吸——坐着、躺着、散步，都可以，吸气时，保持正念："我正在吸气，一……"；呼气时，也保持正念："我正在呼气，一……"。记得要慢慢用腹部呼吸。像这样一直数到十，然后再从一开始数起。

（5）认知疗法：认知方面，患者常常出现两类逻辑错误，一是过高地估计负性事件出现的可能性，尤其是与自己相关的事件；二是过分灾难化地想象事件的后果。认知疗法侧重于对患者进行全面的认知评估，识别"自动化思维"，帮助患者进行认知重建或改变不良认知。

3. 物理治疗

物理治疗如生物反馈治疗，它是将人们正常意识不到的肌电、脑电、皮温、心率、血压等生理变化，借助电子仪器转化为可被意识的视听信号，然后通过指导和自主训练，让患者借助这些信号，学会控制自身不随意的功能，用于防治疾病或康复训练。

综上所述，随着"双心医学"理念日益深入，医护人员对于心身疾病的认知得到很大提高，在临床实践中也得以体现。通过多学科、多方式的综合干预，PCI 术后患者的远期康复将得到更大改善。

（宋东峰）

参考文献

[1] Smith SC，Feldman TE，Hirshfeld JW，et al. CC/AHA/SCAI2005Guideline

update for percutaneous coronary intervention summary article. Circulation，2006，113：e166-e286.

［2］刘磊，耿岩，周田田，等. PCI 术后病人情绪障碍的研究现状. 青岛大学医学院学报，2016，52（5）：622-624.

［3］Jha M K，Qamar A，Vaduganathan M，et al. Screening and Management of Depression in Patients With Cardiovascular Disease：JACC State-of-the-Art Review. Journal of the American College of Cardiology，2019，73（14）：1827-1845.

［4］郝伟，于欣. 精神病学. 北京：人民卫生出版社，2013：39-40，108-111，124-132.

［5］彭小青. 动机性访谈式健康教育模式对经皮冠状动脉介入术后患者的影响. 护理实践与研究，2017，14（9）：40-41.

附录一 抑郁筛查量表（PHQ-9）				
在过去 **2** 周，以下情况影响您多长时间？	评分			
	完全不会	有几天	一半以上天数	几乎每天
	0 分	**1 分**	**2 分**	**3 分**
1 做事时提不起劲儿或无兴趣				
2 感到心情低落、沮丧或绝望				
3 入睡困难、睡不安稳或睡觉过多				
4 感觉疲惫或没有活力				
5 食欲不振或吃太多				
6 觉得自己很糟或觉得自己很失败，或让自己或家人失望				
7 对事物专注有困难，例如阅读报纸或看电视时				
8 动作或者说话缓慢，感到被别人察觉？或正好相反，频繁或坐立不安、动来动去的情况更胜于平常				
9 有不如死掉或用某种方式伤害自己的念头				
总分（最高分 27 分，最低分 0 分）：**总分 =**（ ）+（ ）+（ ）+（ ）				

评分标准：

总分	0～4 分	5～9 分	10～14 分	15～27 分
结果分析	没有抑郁症状	有抑郁症状	明显抑郁症状	重度抑郁症状

附录二　焦虑筛查问卷（GAD-7）				
在过去 2 周，以下情况影响您多长时间？	完全不会	有几天	一半以上日子	几乎每天
1. 感觉紧张，焦虑或急切	0	1	2	3
2. 不能够停止或控制担忧	0	1	2	3
3. 对各种各样的事情担忧过多	0	1	2	3
4. 很难放松下来	0	1	2	3
5. 由于不安而无法静坐	0	1	2	3
6. 变得容易烦恼或急躁	0	1	2	3
7. 因感到似乎将有可怕的事情发生而害怕	0	1	2	3

评分标准：

总分	0～4 分	5～9 分	10～14 分	15～21 分
结果分析	没有焦虑症状	有焦虑症状	明显焦虑症状	重度焦虑症状

第四节　冠心病患者如何戒烟限酒

一、戒烟

（一）吸烟的危害与戒烟的重要性

在出现了较为严重的疾病时多数人会感到恐惧和害怕，所以在面对严重的疾病时人们更是要保持好的心态和健康的生活方式，特别是患上冠心病的患者要尽量做到戒烟和限酒。

首先了解一下人体正常的血管结构，它分为三层、内皮层、肌肉层、外膜层。各种因素使血管内皮细胞功能损伤，让脂肪有机会进入血管内壁并逐渐沉积成斑块，脂肪斑块开始是软的，然后慢慢纤维化，再以后慢慢变成钙化性斑块，这就是动脉粥样硬化。诸如吃降压药等方式是不能把已浸润到血管壁上的脂肪块消除的，我们能做的只能是在斑块形成之前预防它，出现之后控制它。

首先要建立合理的饮食结构，做到膳食平衡。减少各类脂肪的摄取量，少吃肥肉、内脏和荤油，少吃蛋黄。有高血压的患者还应注意控制盐分的摄入。盐分应控制在 6 g/d，最多不超过 10 g/d。多吃谷物、蔬菜、水果和鱼肉，适量吃些瘦肉。其次，要加强适量运动，提倡有氧锻炼，运动贵在每天坚持而不在强度。中老年人则更应提倡一种节奏中或慢的、能长期坚持的、可重复性操作的有氧运动，再次，要保持心理平衡。最后，是做到戒烟限酒。

遗憾的是，对于烟草依赖与冠心病的关系，多数国人仍然缺乏了解。2002 年全国吸烟流行病学调查结果表明，只有不到三成的受访者认识到，吸烟者易患冠心病。相比之下，七成左右的受访者已经意识到，吸烟可能导致肺癌。事实上，在中国吸烟者的死亡原因中，冠心病仅排在慢性阻塞性肺疾病（COPD）和肺癌之后，名列第三。可能导致冠心病、心肌梗死的危险因素非常多。科学家归纳了导致冠心病的 9 个独立危险因素，吸烟排第二，仅次于高脂血症，比高血压、糖尿病的排名还要靠前。现在很多人对降压、降糖、降血脂都很重视，唯独对戒烟不以为然。很多人不到 50 岁就患上了心肌梗死，他们血压不高、血糖也不高，甚至也没有肥胖，唯一的解释就是大量吸烟。冠心病患者如果戒烟，死亡率可以降低 36%，如果冠心病患者想降低死亡率，最好的方法就是先戒烟。研究显示，从吸最后一支烟起，20 min 内血压下降，体温、心率恢复到正常；24 h 内，患者发生心肌梗死的风险就开始降低；1 年内，冠心病的风险即可降低 50%；戒烟 5 年内，卒中的风险可以降低到与不吸烟者相似的水平；戒烟 15 年内，冠心病的风险可以最终降低到与不吸烟者相似的水平。2008 年 10 月，在第十九届长城国际心脏病学会议上，众多心血管专家一致呼吁，烟草依赖已成为危害我国人民健康的头号杀手，防治冠心病离不开戒烟。

（二）戒烟相关概念

1. 烟瘾

烟民往往都有烟瘾，这主要是尼古丁长期作用的结果。尼古丁就像其他麻醉剂，刚开始吸食时并不适应，会引起胸闷、恶心、头晕等不适，但如果吸烟时间久了，血液中的尼古丁达到一定浓度，反复刺激大脑并使各器官产生对尼古丁的依赖性，此时烟瘾就缠身了。若停止吸烟，会暂时出现烦躁、失眠、厌食等所谓的"戒断症状"，加上很多吸烟者对烟草产生一种心理上的依赖，认为吸烟可以提神、解闷、消除疲劳等，所以烟瘾越来越大，欲罢不能。其实烟草与吸食海洛因引起的成瘾性不同，前者是完全可以戒掉的，关键要戒除心理上对烟草的依赖。这种心理依赖导致吸烟者的一种行为依赖，使得吸烟者感到戒烟困难甚大，无形中增加了戒烟的难度。

2. 二手烟

二手烟是被动吸烟的俗称，即不抽烟的人吸取其他吸烟者喷吐的烟雾的行为，又称"强迫吸烟"或"间接吸烟"。一般说来被动吸烟 15 min 以上时，就可以认为二手烟现象成立。

吸烟者每吸一口烟总分吸-停-呼三步：吸气时，将烟支燃烧产物全部经口吸入体内，这股烟气称为主流烟；停吸时，烟支自行燃烧产生众多化学物，散发到环境中，这股烟气称为侧流烟；呼气时，吸烟者将部分吸入的烟气从口中呼出，扩散至环境中，这股烟气则是主流烟的一小部分（一般约为 50%）。环境香烟烟雾就是由侧流烟和吸烟者呼出的部分主流烟组成的。

二手烟实际上由两种烟雾构成，一种是吸烟者呼出的烟雾，称为主流烟；一种是香烟燃烧时所产生的烟雾，称为分流烟。不吸烟的人无论吸入哪种烟雾，都算二手烟，绝大多数人不可能完全避免接触香烟的烟雾，因而二手烟现象是非常普遍的。二手烟对被动吸烟者的危害一点也不比主动吸烟者轻，特别是对少年儿童的危害尤其严重。调查显示，在中国，被动吸烟的主要受害者是妇女和儿童，尽管她们自己并不吸烟，但经常在家庭、公共场所遭受他人的二手烟。除此之外，职场、会场等，也经常会成为二手烟泛滥的场所。虽然没有直接吸食香烟，可是吸入体内，仍能对身体造成危害，甚至比吸烟者的危害更大。

主流烟和侧流烟虽出自同一烟支，但因它们的形成条件有很大不同，故其化学成分和数量差异极大。主流烟燃烧温度高达 900℃、富氧、多蒸馏、偏酸性，而侧流烟燃烧温度 600℃、贫氧、多还原、偏碱性。无论主流烟还是侧流烟均含有几千种化学成分，其中致癌物达几十种，但两者相比，侧流烟更具毒性。例如，每点燃一支香烟后，侧流烟中一氧化碳、烟碱、强致癌性的苯并芘和亚硝胺的含量分别为主流烟含量的 5 倍、3 倍、4 倍和 50 倍。

3. 香烟中的有害物质

香烟燃烧后的烟雾中含有四千多种有害物质，就医学观点来看分为四大类：

一氧化碳，在香烟烟雾中的浓度约万分之四，与红细胞的结合力约为氧和红细胞结合力的 210 倍，所以一氧化碳被吸入人体后，红细胞输送氧气的能力会降低，而使体内缺氧。

尼古丁，它在进入人体后会产生如下作用：使四肢末梢血管收缩、心跳加快、血压上升、呼吸变快、精神状况改变（变得情绪稳定或精神兴奋），并促进血小板凝集，是造成心血管阻塞、高血压、卒中等心血管疾病的主要帮凶。

刺激性物质，这些物质不但会对眼睛、鼻腔和咽喉产生刺激，也会刺激支气管黏膜下腺体的分泌，导致急性支气管炎及慢性支气管炎。

致癌物质，除公认的致癌物质尼古丁以外，烟雾中含有较多的放射性元素，如钋，它们在吸烟时挥发，并随着烟雾被人体吸收，在体内积蓄，不断地释放 α 射线，从而损伤机体组织细胞，对人体免疫力造成破坏，为癌细胞生长创造环境。

毋庸置疑，以上四大类有害物质对于烟民和二手烟吸入者同样有害。更值得注意的是，分流烟中的一些有害物质比主流烟含量更高，如一氧化碳，在分流烟中是主流烟中的 5 倍；焦油和烟碱在分流烟中是主流烟中的 3 倍；氨在分流烟中是主流烟中的 46 倍；亚硝胺（强烈致癌物）在分流烟中是主流烟中的 50 倍。研究结果也显示，吸二手烟对身体影响与吸烟者相似，因为对吸二手烟者进行的尿检发现，他们的小便中也含有尼古丁等物质的代谢物。

（三）如何有效戒烟

戒烟是指染上烟瘾的人如何戒烟，也叫戒除尼古丁依赖症或戒除尼古丁上瘾症，是通过主动或被动戒烟的方法，可能是化学的、物理的、精神的戒烟的方法，去除烟瘾的行为。

对于轻度吸烟者，有强烈戒烟愿望者，或难于获取药物或行为疗法的戒烟者而言，如果使用了一套恰当的自我指导的戒烟方案，就能在他们的戒烟努力中获得成功。我该如何戒烟？每个想戒烟的吸烟者都需要一个适合于自己的策略。根据最近英国一项研究表明，69% 的成年吸烟者都想戒烟。尼古丁是强成瘾药物，所以戒烟并非易事，即使对一个有强烈愿望的人来说也是如此。我们知道最初的戒烟尝试总是不成功的，因此吸烟者必须准备多次尝试。这些循环戒烟努力在初级或最初的干预中不能被忽视，个人必须试验不同的干预方法以找到最佳方案，并要意识到在找到成功方案之前可能要几经尝试。每一个尝试戒烟者都应弄清，戒烟过程中的一个小倒退并不意味着是整个方案的失败，只不过是最终获得成功的一个小退却而已。卫生保健提供者、家庭、朋友的支持对大多数想要戒烟的吸烟者来说必不可少。卫生保健专业人员可以提供一个普通方案，不需要额外的费用或材料，它仅仅需要吸烟者以及吸烟者的家庭和朋友的部分奉献。

策略如下：①承诺戒烟：确定戒烟的动机和愿望，与医生交谈、讨论想再度吸烟的药物治疗和策略，增大成功的机会。②选择戒烟日期，不要试图蜻蜓点水；从戒烟日开始完全戒烟。③去除所有与烟草相关的装置，在戒烟日前把所有的衣服和车洗干净；立刻停止在家中和车里吸烟；不要去那些倾向吸烟的场所。④不要考虑饮食问题，直到安全戒烟为止。⑤确保和争取同事、朋友和家庭的支持，以鼓励戒烟和保持戒烟状态。⑥如果是父亲或母亲，应为你的孩子树立榜样，学会避免使你想吸烟的情况和行为的综合性戒烟干预是最有效的。

单独使用行为疗法常常不足以促成戒烟；尼古丁替代疗法或非尼古丁药物疗法经常会更有利于吸烟者。因为吸烟者对香烟中的尼古丁成瘾，管理者通过一种药物替代形式，比如药丸、戒烟贴片或口香糖来满足吸烟者对尼古丁的需要。尼古丁替代疗法已证明比那些不使用这一疗法戒烟者，在成功率方面提高了1倍。对许多戒烟者而言，尼古丁替代疗法缓解了戒断症状，同时在生理上、心理上帮助了戒烟的实施。非尼古丁药物疗法，像丁普酮，通过与尼古丁替代疗法不同的作用途径，也被证明在帮助吸烟者成功戒烟方面，有效性是常规方法的2倍。

行为疗法能帮助吸烟者克服吸烟的社会及心理诱导。试图戒烟的吸烟者必须在尝试戒烟之前认识到戒断症状的可能性：易怒、缺乏耐心、敌意、焦虑、情绪沮丧、注意力不集中、失眠、坐立不安以及食欲和体重增加。生理戒断症状通常是突然的尼古丁撤离的结果。在这些情况下，可以考虑使用尼古丁替代疗法或其他药物干预。体重增加是打算戒烟者通常关心的问题，尤其是妇女。虽然吸烟者应当被告知有体重增加的可能性，但是平均增重2.27～3.17 kg（5～7磅）相对于吸烟所致的健康危害几乎可以忽略不计。节食不应当被考虑，除非到戒烟成功后再进行，否则，复吸的危险性会升高。中国香港在过去的三年中，有100 000多人戒烟成功。戒烟者应当认识到，虽然戒烟是很困难的过程，但已经有上百万吸烟者成功戒烟。

二、限酒

酒是指含有乙醇的饮品。适当少量饮酒，可降低冠心病的发病率，但不宜长期大量饮用。因长期饮酒易发生高血压、脑血管意外、肝功能损害等，而大量饮酒可直接损害心脏，甚至引起酒精性心肌病、猝死及某些肿瘤。因此，专家建议，冠心病患者应适量饮酒。

当前一些知名心血管专家认为饮酒与冠心病死亡率的关系呈 V 字型，即当少量饮酒时冠心病死亡率呈下降趋势，而大量饮酒时则冠心病死亡率呈上升趋势。人们在日常生活中少量饮酒也并非不宜，关键在于防止一次大量饮酒及长期过量饮酒。

"限酒"的含义究竟该如何理解？按世界卫生组织的规定，以 10 g 纯酒精为一个标准杯，在其 1999 年制定的高血压治疗指南中指出，每天饮 1 ～ 3 个标准杯的酒可降低冠心病发病的危险性。一般指南中，男性安全饮酒量每日白酒为 50 g，啤酒为两瓶；女性为啤酒一瓶，每周至少有两天滴酒不沾。

加拿大的研究认为，白酒限量为每天 25 ml。美国心脏协会 2006 年发布饮食与生活方式建议中，再次明确指出了适量饮酒的含义：男性每天的饮酒量不应超过两份，女性不应超过一份。一份的含义是：葡萄酒 150 ml 或啤酒 350 ml 或白酒 30 ml，这与世界卫生组织的限量大致相近。可见，相关指南尽管没有硬性强调忌酒，冠心病患者仍应根据本人的实际情况，严格限量为好。

（王飞宇　韩稳琦）